享受健康人生！

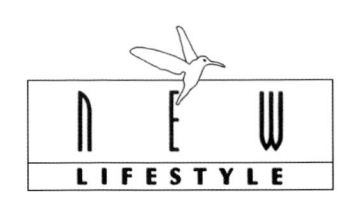

享受健康人生！

預防及治療
雙效飲食法

喬治・羅傑博士◎著

醫學博士
一般及消化科外科專門醫師

時兆

STPA

享受健康人生!

原　著　者	喬治‧羅傑　博士
編　譯　者	時兆出版社編輯部
美　術　編　輯	時兆出版社美工部
印　前　作　業	伊奈特網路印前股份有限公司
承　印　者	旭良文具印刷有限公司
出　版　者	時兆出版社
發　行　者	時兆出版社
聯　絡　地　址	台灣‧台北市 105 松山區八德路二段 410 巷 5 弄 1 號
聯　絡　電　話	(02)2752-1322, 2772-6420(訂購熱線)
傳　　　真	(02)2740-1448
電　　　郵	stpa@ms22.hinet.net
劃　撥　帳　號	00129942 （戶名：時兆雜誌社）

NEW LIFESTYLE-ENJOY IT!

Dr. Georage D. Pamplona-Roger

Translated by Editorial and Translation Committee of

the **SIGNS OF THE TIMES PUBLISHING ASSOCIATION**

主曆 2001 年 10 月　初版一刷

Printed in Taiwan

◎如有缺頁、破損、倒裝，請寄回本社更換，謝謝! ◎

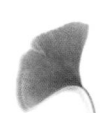

目　錄

現在正是時候

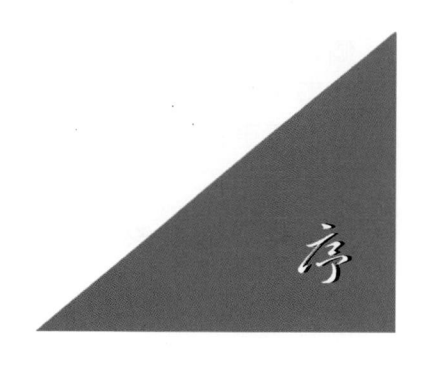

大家都同意必須珍惜健康。已開發國家中現代化的醫院有精密的醫學設備，急診救助亦無論日夜，隨時待命以及提供協助予各式需要的人。還有許多藥物，幾乎沒有不能治療的疾病。這一切提升了全人類的健康水準、壽命長度和生活品質。很多幾十年前的致命疾病，現在都可以治癒或加以緩和了。

雖然這個世界的醫藥技術進步了，某些健康問題仍然不斷增加。如心臟疾病，特別是心肌梗塞；或是因為大腦和四肢血液循環不良所造成的障礙；風濕性或變質性疾病；尤其是癌症病例，更是與日俱增。難道醫學技術不能早期診察出這些病症，並給予治療嗎？

答案是否定的。最先進的醫學技術和最好的專家，也無法彌補不良生活習慣所造成的後果。不管哪一國做了多少的冠狀動脈繞道手術，或心臟移植，人民也不會因此更健康，或讓心臟病罹患率較低。有益健康的簡單生活習慣比起最進步的醫學技術，對人民的健康更有裨益。

在政府單位負責健康事務的人都公認一點。西方國家的國家健康協會已經在開發一個重要的計畫，以減緩癌症急劇的增加率。在《歐洲抗癌章程》中一共有十

做最好的選擇，
很快地，
良好的習慣會
讓你享受人生。

畢達哥拉斯
西元前六世紀
哲學家暨數學家

個重點。為了減少社會上這可惡禍源的發生率，我們不得不儘快改變自身的習慣，並採行更有益健康的生活方式。下面列舉數例：

要點一：*不抽菸*

要點二：*控制飲酒量*

（根據美國國家科學協會和世界衛生組織的健議，最好滴酒不沾。）

要點三：常吃新鮮水果、蔬菜、和含高纖的穀類。

目前死亡率最高的疾病（心臟病和癌症）和生活型態關係密切。無疑地，人類所有的活動中，吃對健康的影響最大。現代所有疾病中，至少４０％均和飲食有關。呼吸以外，吃是我們一生最常做的事。

本書的發行人想將預防醫學和營養學中，最新的科學研究結果呈現給讀者。作者並儘全力，將原本複雜又艱深的資料以簡明易懂的文字表達出來。

這本預防醫學的書教導我們如何過健康的生活，並且在患病前做好預防工作，它主要是針對健康者提出來，而以病患的需要為次要。

首先我們要向皮爾駱卡博士致謝。他是加州洛馬林達大學營養及健康教育的碩士。他依據健康領域中最新的研究修訂本書。

史無前例地，我們得以在今日明瞭健康生活的祕訣。我們有珍貴的資料及科學為引證，來改善健康。我們以前從未像現在這樣，知道我們應該吃那些食物，以避免當代最嚴重的疾病。

從來沒有這麼好且充足的理由，得以讓我們採行一個又新又好的生活型態。一旦你詳閱此書，每個人都將垂手得此全新健康生活，現在正是改變的時候，讓我們一起來享受一個嶄新的人生吧！

文：編輯群

保健八項決定性要素

霍姆茲曾說：「世人使地球成爲地獄時，有人尋找到達天堂之路。」。諷刺的是，當時他正提及有關健康的生活習慣。多年來，一般人總有個刻板印象，認爲健康生活習慣是枯燥乏味，難以履行，且不具吸引力的。許多人覺得維持健康的生活方式，必須要確實實行許多「不可」做的事。

然而事實並非如此。在健康生活中發展興趣，並獲得健康的習慣，事實上可以是快樂又有創意的。應用健康的生活方式絕不會使地球成爲地獄。相反地，把生活導向更健康的方式的確會爲你帶來益處。

除了飲食之外，維持健康還有七項決定性的要素。應用方法非常簡單。使這些要素成爲你生活方式的基礎，一定會令人喜悅又滿足的。

健康的身體
有如上賓，
多病的身體卻
有如桎梏。

培根
英國哲學家、政治家

飲 食

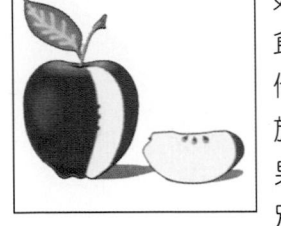

如本文所言，健康飲食的良好影響，跟其他健康習慣一同實施，即能加強其效果。這些良好習慣分別是純淨的空氣、水、陽光、運動、休息、戒除毒品及良好心理態度。集合所有健康生活要素就構成一個美好的計畫。如果你很熱切地去實行這些健康計畫，將會使這世界變成小天堂。

飲食是最直接影響健康的一項習慣。不只食物的種類，包括吃的時間，烹調法，都對身體具有決定性的影響。在本文中，讀者將會發現，如何才能吃得恰當、愉快又健康。

好的習慣奠基於健康、均衡新生活方式的實踐。幸運的是，大自然提供了視覺色彩，香氣，及風味所構成的浩大交響樂，並帶來了無窮變化的喜悅。

空 氣

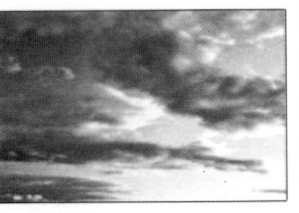

我們可以數週不必飲食而生，數日不飲水而活，但我們若三，四分鐘不呼吸就不能存活。細胞需要空氣中的氧，幫助細胞中的養份燃燒，以製造生存所需的能量。而唯一能獲得氧氣的方法：呼吸。

我們必須儘量深呼吸，尤其要吸入純淨的空氣。保持良好姿勢，並配合上半身挺直以促進呼吸的深度。設法查看你工作的地方及臥室是否保持通風良好。如果有人在密閉的空間內吸菸，那麼所有呼吸這髒空氣的人也等於在吸菸了。

最好每日一開始，就在空曠處做些深呼吸。把握每次到戶外好好深呼吸的好機會。因為呼吸是生命的第一項功能。如果你盡可能呼吸純淨的空氣，腦部和整個身體會運作得更好。

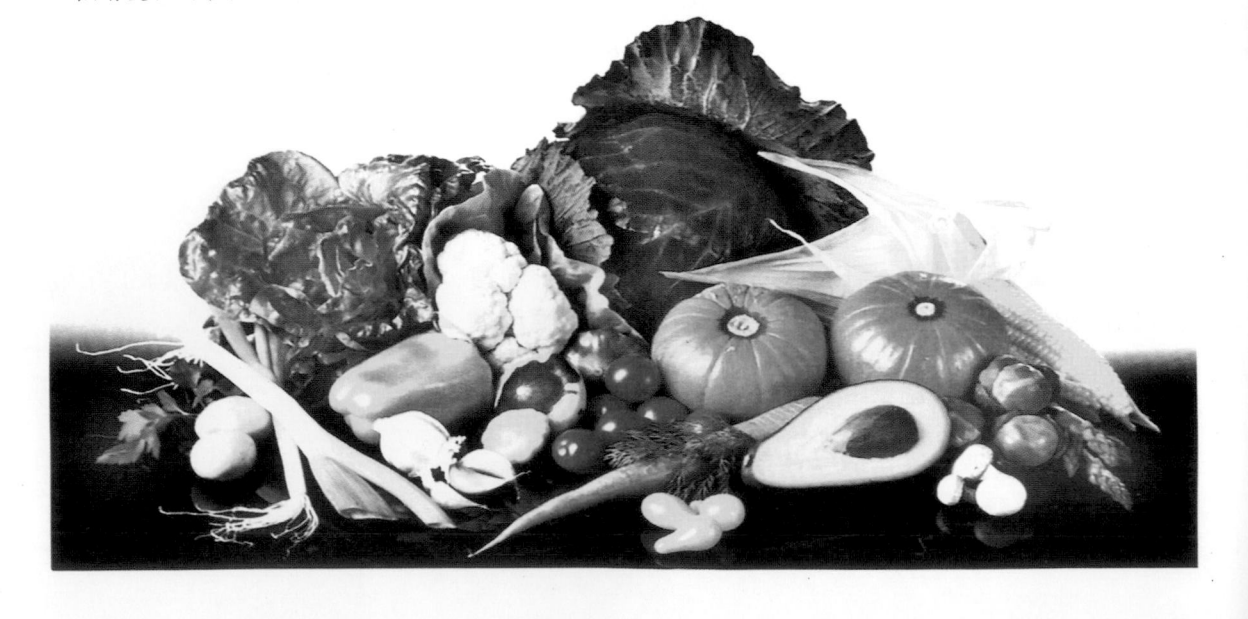

飲　水

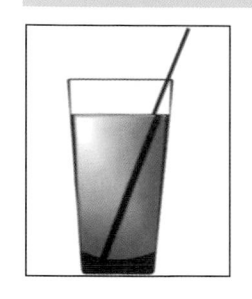

水是所有生物體所需的一般性溶劑，我們身體佔有百分之六十的水份。腎臟需要水以過濾血液，並藉由尿液排出不必要的物質；消化系統也需要水，糞便才不至於太乾硬，而造成便秘；皮膚則需要水以維持其平滑健康，卽使是骨頭也需要足夠比例的水份，以保持其彈性及硬度。

身體的表層（個人衛生）和內部一樣需要水。試著每天在三餐之間喝至少六杯的水（夏天則增量）。早餐前先喝兩杯溫水，這些水能清除胃中隔夜積存的黏液。午餐前再喝一、兩杯水，晚餐前也是。喝水比其他飲料對人體有益多了。

遠古時代，我們的老祖宗就知道外用的水有著良好的治療效果。水療法不管是應用在家中，或公共場合，舉凡噴射法，包裹法，蒸氣浴或各式各樣的泡浴法，都能減輕或治癒許多病症。儘量善用水，甚至偶爾在睡前洗個熱水鹽浴，好好放鬆一下，必有助睡眠品質。

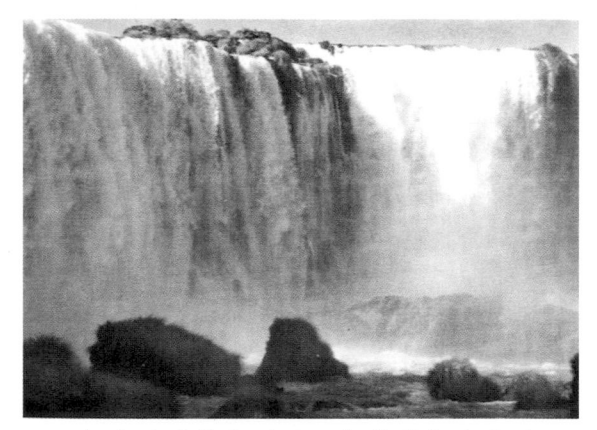

水資源的豐富利用，無論是內在或外在，都能預防疾病，並提供治療功能及良好健康習慣。

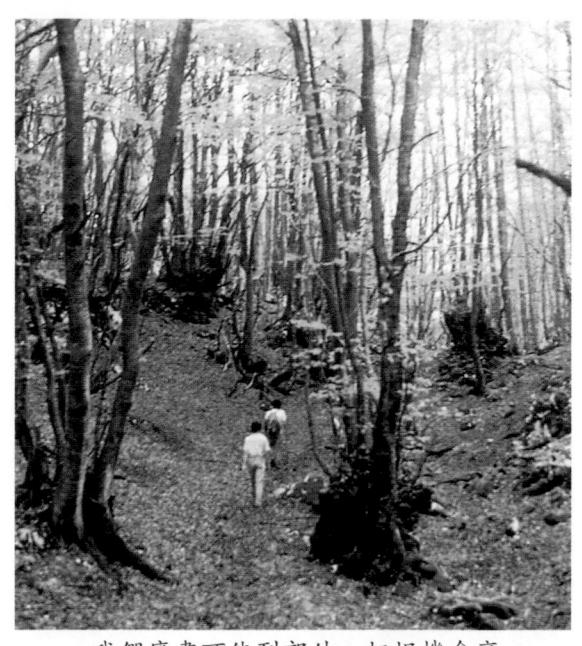

我們應盡可能到郊外，把握機會享受呼吸新鮮空氣所帶來的益處。深呼吸能促進身體功能。

太　陽

太陽是地球能量的主要來源。維持生命及健康都需要陽光。除了幫助皮膚製造維生素Ｄ，陽光中的紫外線還具有消滅病菌的消毒功能。此外，它對生物體還具有補充、促進生命程序的功能。有陽光的地方，就有生命及健康。科學證明，在冬天，若整天都照不到陽光，焦急沮喪的次數就會增加。然而覆蓋地球上空，過濾紫外線的臭氧層正在減少，因此陽光的用量

就需要好好控制了。因臭氧層減少，導致更多強烈的紫外線影響地球表面。這問題不但逐漸惡化，現今更形嚴重，長時間暴露在陽光下絕對有害人體健康。

「每個人都有兩位良醫，一位是左腳，另一位則是右腳。」

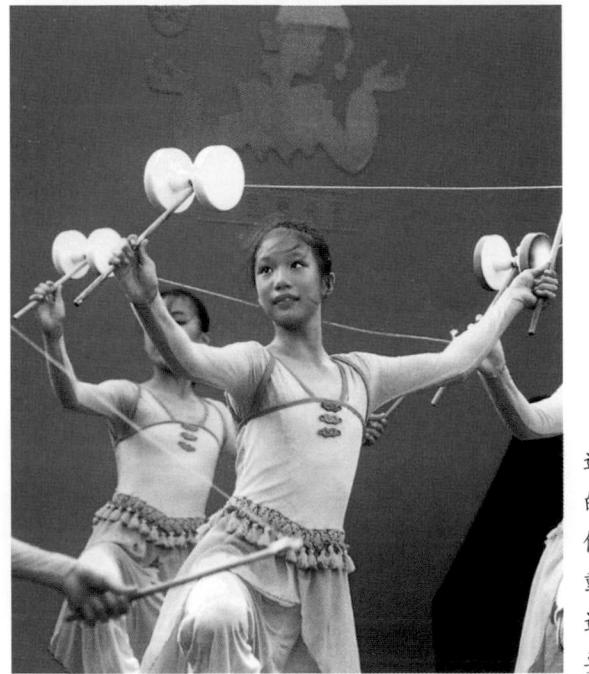

運動適合各種年齡層的人。為了維持身體健康，不但不能視運動為時間的浪費，它還是項不可或缺的需要。

休　息

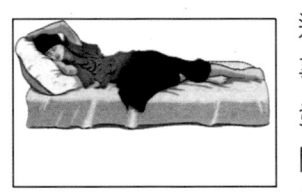

還有一項眾所周知的事實。大部份心臟病發作的時間，是在晚間九點至十二點。尤其度過緊張的一天後，又經常飲用咖啡及抽菸，身體的抵抗力達到極限時，心臟病便會發作。因此我們必須確定休息的品質，能夠讓身體得到復元。在睡眠中，神經元會清理白天新陳代謝所累積的廢物。身體所有的細胞，每天也都需要充分的休息，成人應保持每天至少七小時的睡眠時間。

除了日常休息，身體還需要其他時段的休息時間：週休（至少每週一天）及年休。曾有人嘗試要改變一週的天數，法國大革命期間，有一派理性主義論者曾提倡一週十天的運動。這不合邏輯嗎？但這運動終究失敗了！人類內在有著某種力量，驅使我們必須每七天休息一次。毫無疑問，這是造物主設立的一種生物需要。規則地休息的確是一項有益健康的好習慣。

運　動

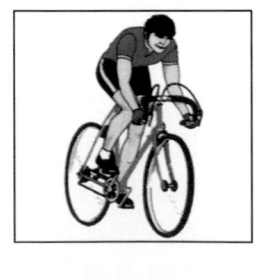

我們的身體是針對活動而設計。但人所做的事，恰與所發生的相反，同樣的，不活動更加容易讓身體老化。科學證明一星期運動至少四次，每次四十分鐘的人，比不運動的人更不易罹患心臟及循環系統疾病。運動能預防高血壓，避免肥胖，並讓整個身體機制保持在良好狀態。最好的運動就是步行，它適合每個人，又不受場地限制。如古諺云：

戒除毒品

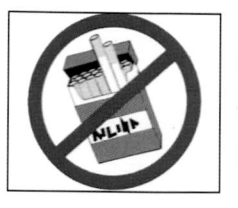

人類是唯一自願以有毒物質傷害自己健康的生物。已有充分證據顯示，咖啡、含酒精飲料、菸草及毒品均含有毒物質。如果我們想擁有強健活力的心智，必須避免任何會損害腦部脆弱結構的物質。人造刺激品（如咖啡因、酒精、尼古丁及古柯鹼等等）導致人體在不自然的狀態下運作，讓人提早退化並引起疾病。

根據世界衛生組織報告，全世界疾病中，我們能自行避免的導因是菸酒。此組織爲生理闡釋更廣泛之健康的定義，包括肉體上、精神上、和社交上的健康。

無論合不合法，藥物的使用不但和健康決不相容，而且對細胞也一樣會造成傷害。它們的作用始於症狀轉好的假象，但最後人們會因爲不想受病症之苦而繼續服用。避免使用這些有毒物質，乃是獲得健康快樂生活的最佳選擇。

良好的心理態度

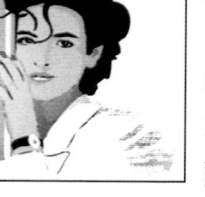

養成冷靜接受事物的習慣；不要憂慮自己；不要怨天尤人，包括自己本身；以自信的笑容面對人生的困難。

已有證據顯示，心理狀態的平衡是健康的要素。你知道嗎？有些研究指出，沮喪或壞脾氣的人較容易罹患癌症。

現代生活中，在面對緊張或難題時，仍保有心境平和，並非易事。因此，如禱告和默想，信仰和讀經，如清涼的水，能撫平人們焦慮的神經。信心和信仰更能獲得良好的心智態度，以及心靈平安，這些都有助於身心的健康。

以上都源自於信者的信念，對美好未來有堅定的希望，並相信有一位愛他，了解他的神。因此，良好的心理狀態及心靈的平安，對身體的正面功能，產生決定性的影響力。

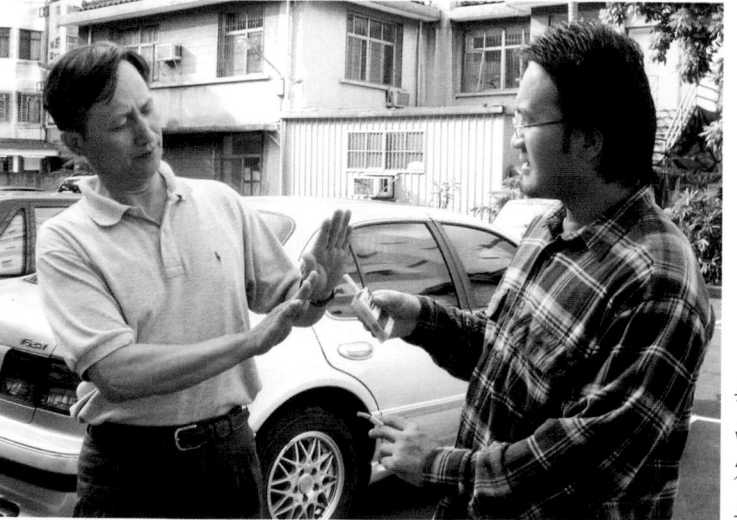

戒除所有有害身體的物質，有益物品也要節制，這都是身體健康的決定性要素。健康絕非僥倖，而是建立在我們自己的生活方式上。

評估你的生活方式

日常生活的習慣，如飲食、工作、空閒時間的利用，對我們的健康有極大的影響。我們的健康，不是取決於遺傳，或運氣好壞與否，而是建立在生活方式上。

下列的問題，可以幫助你評估你的生活習慣及方式，究竟是有害，或有助於你人生的前途及健康。

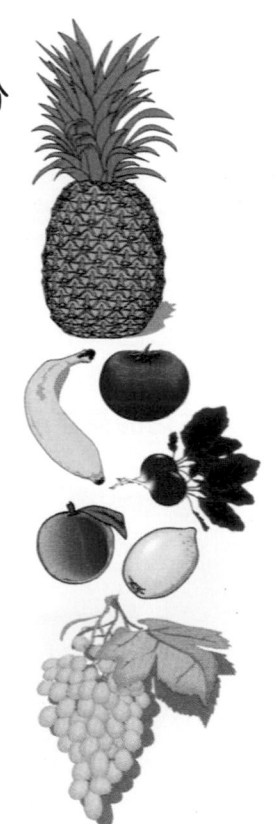

有益於健康的習慣　　　　　　　　得　分

每日攝取三份以上的水果.................................... 2
每日攝取一碟以上的生菜（生菜沙拉）.............. 2
均衡攝取各種穀類.. 2
使用橄欖油，種籽油或蔬菜油............................ 2
保持規律的用餐時間.. 2
每日做數次深呼吸... 2
每日飲用四至八杯水.. 2
每日正常排便.. 2
每日在戶外半小時以上..................................... 2
每週至郊外一次以上.. 2
每週固定運動.. 2
每晚固定七小時的睡眠..................................... 2
每週有一天以上休息及放鬆的時間..................... 2
保持良好心理態度... 2

總　　分...

14

有害健康的習慣　　　　　　　　　得　分

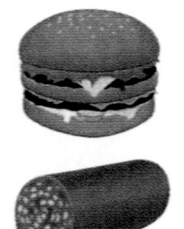

三餐之間吃零食.. 1
每週食用肉類四次以上...................................... 1
每日食用糕點、糖果、甜食類食品.................. 1

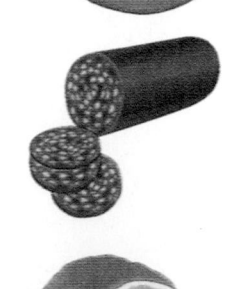

經常食用香腸、豬肉、豬油、或油脂............ 1
食用煙燻製品.. 1
體重超重... 1

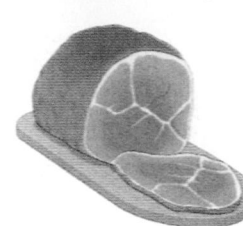

住在受污染的城市... 1
經常性失眠... 1
工作時間不規則.. 1
吸菸.. 1
每日吸菸超過一包... 1
每週飲用含酒精飲料.. 1

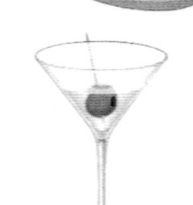

飲酒（白蘭地，威士忌等等）........................ 1
每日飲用咖啡兩杯以上.................................... 1

總　分..

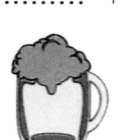

有益健康的分數－有害健康的分數＝

評分結果

-14 至 -1 分：你急需改變你的生活方式。短期內，你健康的前景並不看好。如果你現在身體無恙，不久後，也可能因為你的生活方式而大病一場。

0 至 13 分：你應該好好回顧一下你某些生活方式，因為它們正在扼殺你的健康及生命力。如果你願意做些改變，成果也許會非常驚人，試試看！

14 至 20 分：你的生活方式良好，健康狀況也不錯，但仍有些小地方尚待加強。繼續努力，試著更落實你的健康習慣於生活當中。

21 至 28 分：你正在持續實踐健康的生活方式，並享受著美好的成果。試著有技巧地，幫助其他同樣想改善健康習慣的人。

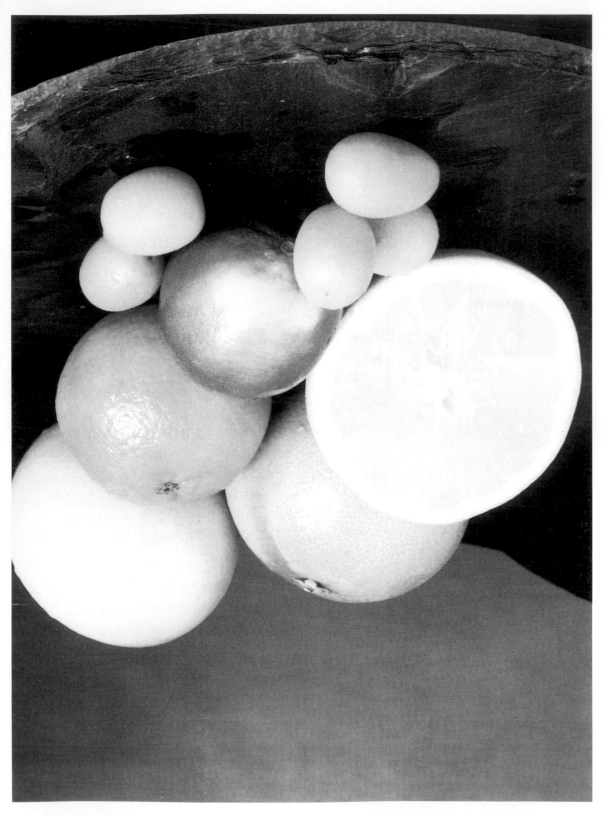

營養的價值

2

吃，無疑是影響個人健康最大的生活習慣。因為在我們一生中，飲食習慣是一種不斷重覆的行為。加拿大著名的醫師，奧斯勒博士說：「若排除傳染及意外兩項因素，百分之九十的疾病都和飲食有關。」

吃是一種自發，自覺性的過程，因此，這種過程能加以教導。飲食是視個人自由選擇而定，所以若想擁有更健康的飲食習慣，自己就得先建立堅定的信念。

另一方面，營養卻是非自發，非自覺性的。從攝取至吸收，它涵蓋了食物在體內所有的轉換過程。一般正常情況下，身體若無病痛不適，營養就能在人體中發揮最大的作用。

近年來，營養學家更注重四方面基本食物：

1. 食品衛生學

衛生學，或清除使消費者感染病菌之物，乃是營養專家和健康權威對食品最優先的考量。沙門桿菌病，乃一種嚴重的腸胃炎，由沙門氏菌引起，會導致重大的健康問題。臘腸桿菌中毒，則導因於食用品質不佳的食品罐頭，由微生物芽孢肉毒桿菌引起；而葡萄球菌是藉由不乾淨的食物引起夏季腸胃炎，以及其他疾病。

「孫軻啊！我的朋友，吃少一點，晚餐時要吃更少，因為胃是鍛鍊健康及美好人生之處。」

唐吉軻德

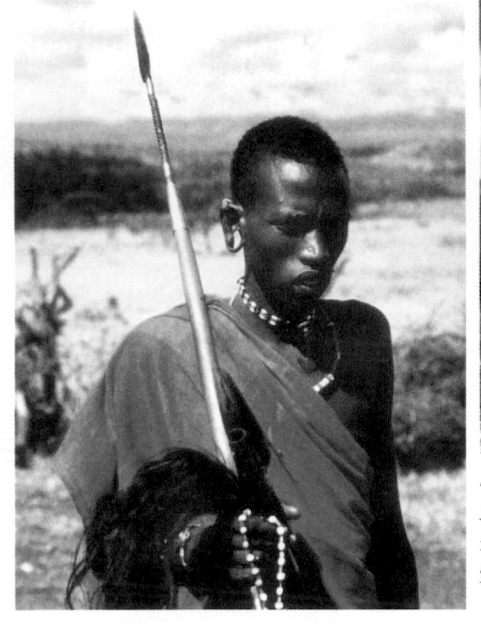

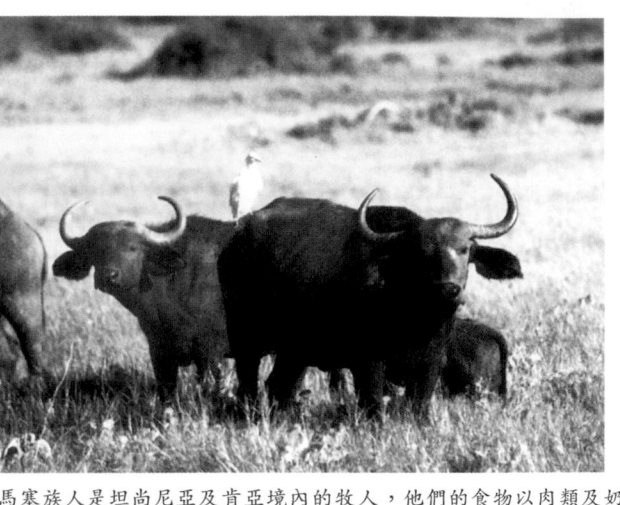

馬塞族人是坦尚尼亞及肯亞境內的牧人，他們的食物以肉類及奶類為主。除此之外，獵物的血也是其主食之一。這種富含蛋白質的飲食模式使他們的發育又快又好。但是，較其他以蔬果為主的民族而言，馬塞族人較易患病，壽命也較短。

然而，就算是經由帶菌的食物感染疾病，我們務必知道是如何引起，並要如何預防。

鑑於目前有關營養食品的知識範疇，我們不能僅知道那些食物可食用，不含致病菌及毒性就算滿意。食品衛生學是必要的，卻仍不足以決定飲食的品質。今天就算我們知道某種肉，或某顆蛋是完全無菌，絕對衛生；但是基於限制膽固醇的角度，我們並不能毫無節制地任意食用。

2. 卡路里

過去的營養指南中，特別強調每日必須消耗的卡路里數。有人說：只要能提供身體所需的足夠卡路里數，就可稱為適當的飲食。

不幸的是，當時第三世界仍有糧食短缺的問題存在，因此以上的敘述對過去而言，可以算是事實。然而現在西方世界的飲食問題，相反地不再是熱量不足，而是嚴重過量。

飲食的價值與品質，不能單就其提供的卡路里數衡量，要多方考慮其供給營養。這不是量，而是質的問題。例如：

· **精緻碳水化合物** （例如白麵粉或白米）幾乎包含全麥粉和糙米所提供相同的熱量，但營養價值卻差多了。

· **白糖** 差不多包含砂糖或蜂蜜所提供相同的熱量，卻大量缺乏維生素及礦物質，也就是說白糖不足以供應身體大規模或日常所需的使用。

· **瘦肉及黃豆** 這兩種食物提供相同的熱量，但對健康飲食的適當與否，卻有很大的差別。

3. 蛋白質

仍有些專家（人數正逐漸減少）相信，經由營養觀點的修正，飲食應包含大量蛋白質，而且大部份需為動物蛋白質。但數十年來，飲食中蛋白質的建議攝取量已逐漸減少。二十或三十年前，成人每天蛋白質的建議攝取量，每公斤體重需要至

研究證明，飲食全素的兒童和攝取肉類的兒童比較起來，雖然最後會長得一樣高，甚至更高，但是全素兒童成長的速度較慢。

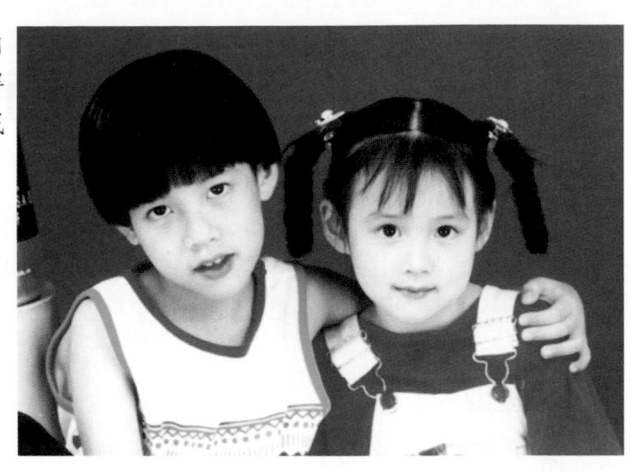

少一公克。有些人甚至建議每天攝取一點二至一點五公克。現在，聯合國世界衛生組織一篇有關營養的研究報告指出，成人每天每公斤體重只需攝取〇點七五克的蛋白質。（七十公斤【一百五十四磅】的成年男性或女性，每天約攝取五十六克）〔註1〕今天我們知道，飲食中過量的蛋白質，和 風溼症、骨質疏鬆症、腎臟病，及過多的尿酸息息相關，更會進一步減短壽命。

以前，動物蛋白質被認為是不可或缺的，更有人覺得，飲食中若不含豐富的蛋白質，便會導致營養不足。但感謝萬能的營養補充品，現在已證實，混合植物性蛋白質，以代替一部分的動物蛋白質，也可提供人體足夠的蛋白質攝取量。因此飲食的品質，並不如早期的觀念，是建立在蛋白質攝取量的多寡，或其來源，而是取決於適量與否的健康飲食。

4. 成長的影響

成長的影響是另一項要素，已於若干年前用以衡量飲食的價值。一般認為，成長得越快，飲食就越好。研究人員舉身材高大的民族為例，如坦尚尼亞及肯亞的馬塞人，以肉類、奶類及血（該族人有飲用獵物血液的風俗）為主食。而他們鄰近的民族，例如吉庫猶人，僅從植物攝取蛋白質，則長得較矮小。但大家還不知道，那些成長較快的民族易患病，壽命也較短。已開發國家兒童所攝取的高蛋白高熱量食品，讓他們成長發育迅速。此類飲食，對青少年及成人，卻會造成嚴重的影響。例如：肥胖、動脈硬化、糖尿病的高危險群，及其他疾病。

因此以上事實即說明，飲食可以讓人成長更快，卻不一定更健康。當然，發育不良可能歸因於營養不足；但發育良好，並不能和均衡飲食劃上等號。

註1　聯合國世界衛生組織，科技報告系列，第797號（飲食，營養，及慢性病預防），聯合國世界衛生組織研究團體報告，日內瓦，聯合國世界衛生組織，1990, 168 頁。

飲食的類型

肉食型

肉類和魚類是此類飲食的主要內容。此類飲食導致過量攝取蛋白質及脂肪，卻缺乏碳水化合物及纖維，對健康有負面的影響，例如：尿酸及膽固醇過高、腸內易有腐敗物、及高罹患率的心血管疾病（心臟病、心絞痛、及癌症）

雜食型

這是大部分人的飲食類型，吃許多種食物，包括大量肉類及蔬果。

奶蛋素型

奶蛋素飲食者禁食肉類，魚類，禽類。此類飲食包括少量或適度的奶蛋製品，蔬菜：穀類，水果，菜圃作物（蔬果，豆類，及根莖類）。從營養學的觀點，奶蛋素飲食既能提供人體充足的需要，實施起來又不難，對兒童也營養足夠，相較雜食型飲食而言，有更多的優點。成人每週吃蛋不應超過三粒，奶類應選擇脫脂奶，以避免吸收大量膽固醇。

奶素型

此類型飲食中，只有牛奶及奶製品是屬於動物來源。它同樣能提供令人滿意的營養價值。牛奶中的蛋白質能補充植物蛋白質之不足，因此並不難獲得人體所需的氨基酸。成人若能特別注意，只食用低脂或脫脂奶製品，對健康會更好。

全素型

此種類型飲食只攝取蔬菜類食物，戒除所有動物製品。它提供所有必須的養份，包括蛋白質，以防止進食時，不慎攝取到動物蛋白質。另外，嚴格實施全素者，可能需要額外補充維他命 B_{12} 。

和雜食型飲食相較之下，這類型飲食呈現出較多優點，它能提供人體預防，及治療某些慢性退化症的作用，例如：動脈硬化（循環系統疾病、心絞痛、心肌衰竭）、風溼症、癌症及其他疾病。

談到嚴格的全素飲食，我們並不鼓勵某些不均衡，營養不足的飲食法，例如禪宗延壽飲食法（只吃穀類），或生食法（只吃生食），但從富變化性，又令人滿意的營養學觀點，我們非常鼓勵蔬菜飲食法。

飲食與美麗

飲食對我們外在形體的影響很大。適當的飲食甚至會讓我們更具吸引力，它會增加臉部及身體皮膚的光澤及彈性。以下這些訊息，會讓我們知道，適當的營養將為我們悅目的外表增色不少。

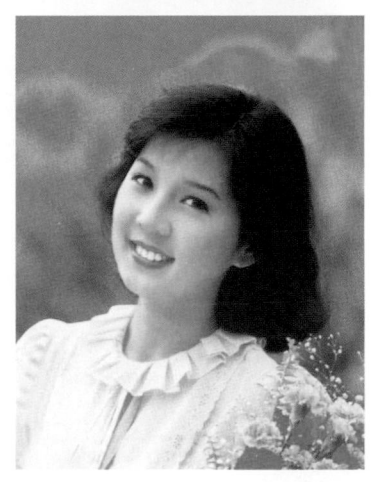

皮　膚

許多女人想以塗抹保養品的方式，改善過油或太乾的皮膚，但她們沒想到，皮膚細胞事實上和其他細胞一樣，是由食物中攝取的營養所形成的。每天攝取大量的蔬果，補充維生素 A 及 C，不吃添加大量香料的食物，戒酒，並以蔬菜油取代動物油脂，都對修復受傷的皮膚幫助很大。別忘了，均衡飲食是最佳美顏祕方。

毛髮與指甲

毛髮與指甲都是身體組織之一：因此，營養不足的飲食可能會導致指甲斷裂，表面產生小白點，過於乾燥，毛髮晦暗無色澤。某些疾病也會影響頭髮，例如皮脂溢和頭皮屑，都可能因為不恰當的飲食而惡化。

想擁有絲緞般閃亮的秀髮，及強壯修長的指甲，我們必須攝取大量蔬果，以吸收其中豐富的礦物質及維生素。飲食中若缺少矽及鐵這兩種礦物質，特別會影響到指甲的堅硬度。

眼　睛

有時候一個人的營養狀況，從眼球的外觀就能看得出來。雙眼清晰、明亮、沒有血絲、眼皮上沒有障眼物，這些都表示個人營養狀態良好。從眼睛的狀態，也看得出維生素不足（A 及 B2）：在光線不足處視力減弱、眉毛塌陷乾燥、眼球有血絲，等等。一般所謂「有色蔬菜」（紅椒、紅蘿蔔、蕃茄）都是很好的維生素 A 來源，以胡蘿蔔素（維他命元）的形式由人體吸收。

笑　容

笑容是營養良好的象徵，更能增添我們外表的美麗。但若沒有一口健康閃亮的好牙，笑容再燦爛，也不會讓人具有吸引力。

牙齒要堅固強壯，得具備以下三要素：定期檢查、口腔衛生及適當飲食。飲食應富含鈣質，例如乾果或牛奶，這些食物中的鈣質，都能讓牙齒更強壯健康。另一方面，含大量糖份的食物和飲料會助長齲齒的可能性，是牙齒最大的敵人。時常在三餐間吃零食，更是最容易導致齲齒的不良習慣。

體　重

適當的體重能讓身體曲線迷人，也是正確飲食及健康良好的指標。為了在正確的限制內維持體重，飲食最好以蔬果類食物（水果，穀類，及菜圃作物）為主。事實上，素食者很少會體重過重。另外，大量的脂肪，尤其是動物性脂肪，更是導致肥胖的主因之一。

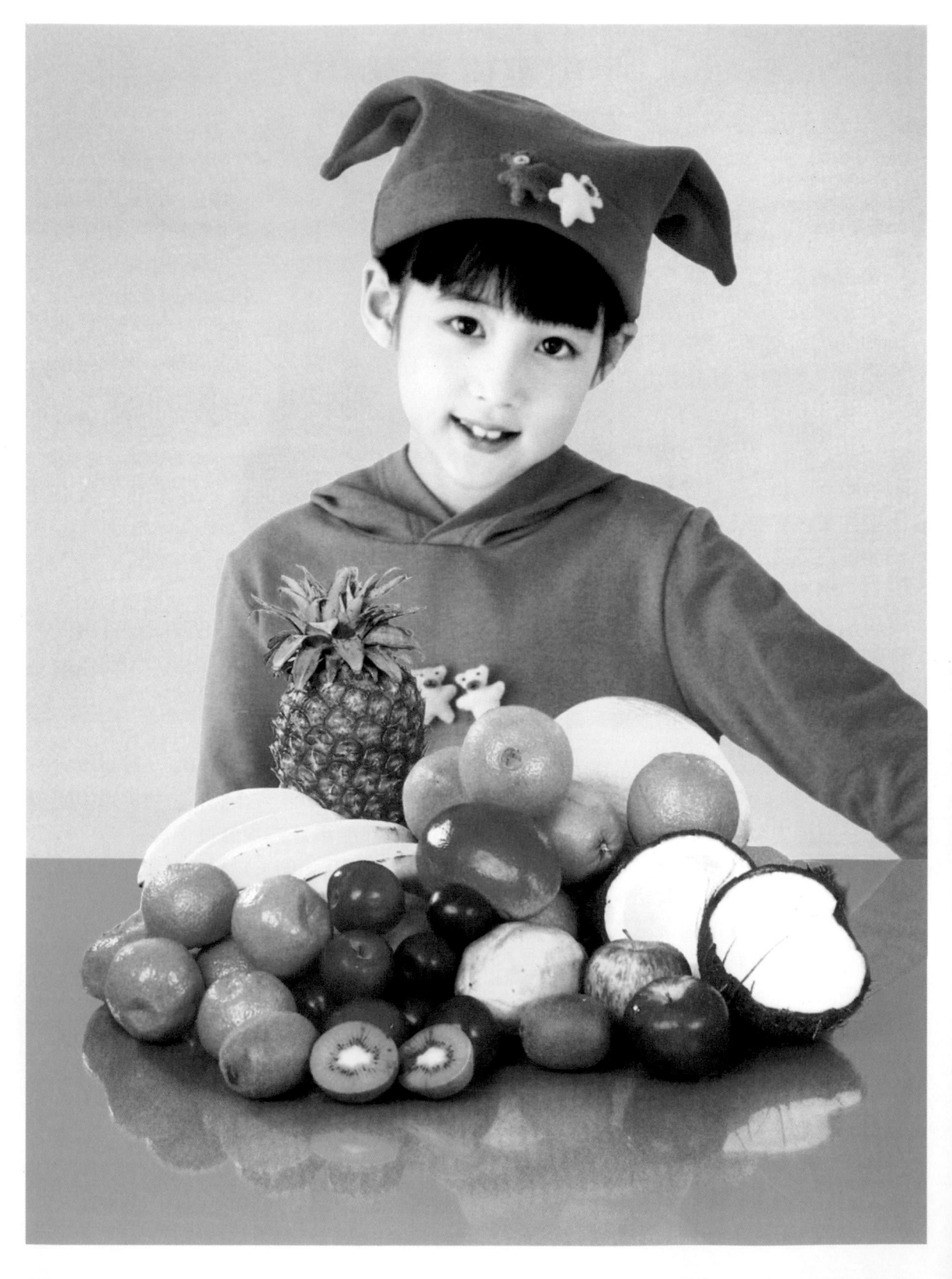

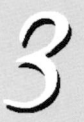

吃的緣由

從被送入口中的那一刻，直到供給身體運用為止，食物在我們體內共經歷了幾個不同的階段：消化、吸收及新陳代謝。

1. 消 化

食物必須經由轉化，才能讓身體吸收養份。消化，正是由口腔開始，讓食物結構在消化管內，產生物理及化學變化的轉化過程。

消化的目的是將主要的營養成份（碳水化合物、脂肪及蛋白質），分解成更多的單一化學物質，才能順利透析過血液，以供生物細胞使用：

‧所有可吸收的複合碳水化合物都轉化成單一葡萄糖分子。

‧所有脂肪轉化為甘油及脂肪酸分子。

‧所有蛋白質轉化成氨基酸分子。

最後葡萄糖、甘油和脂肪酸，會和其他不需轉化的維生素和礦物質一樣，停留在腸內。

2. 吸 收

葡萄糖、甘油、脂肪酸和氨基酸這些主要養份，會和維生素、礦物質及水份，經由小腸（尤其後段的空腸及迴腸部分）的內層組織，傳遞到血液。這一部分

願飲食成為你
最好的良藥，
良藥的效果來自
健全的飲食

希波克拉底
希臘醫師
西元前第五世紀

均衡飲食的熱量來源

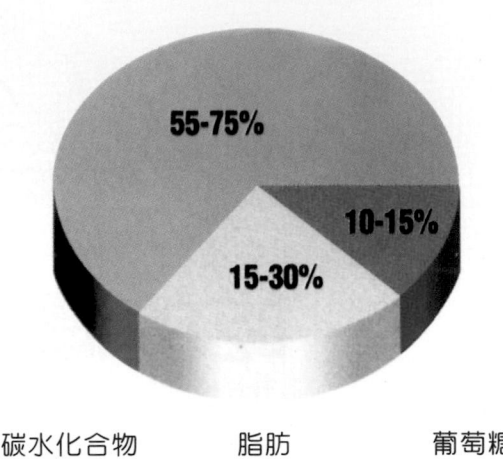

上圖表示了每種養份應提
供的熱量百分比。資料由
聯合國衛生組織提供。

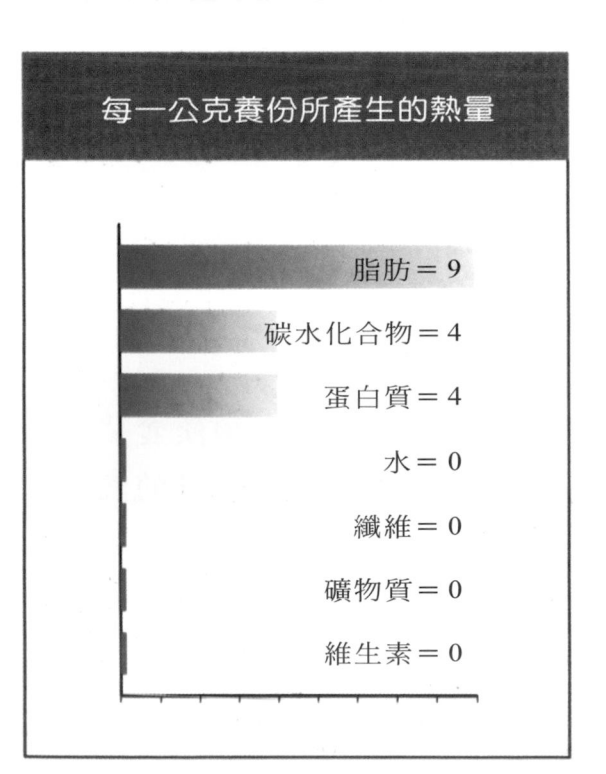

的過程屬於主動運輸，生物體可以依照不
同需要，來控制所吸收的營養成份。

3. 新陳代謝

一旦養份進入血液，就可以到達身體
的每個細胞，以供使用（新陳代謝）並進
行不同的運作功能。

身體成長

讓我們想像一下，嬰兒在出生時，體
重約重三公斤（六點六磅），依正常成長
速度發育至十八歲時，體重則達到六十公
斤（一百三十二磅）。中間所增加的五十
七公斤（一百二十五磅）體重等於全部來
自於食物。飲食中的礦物質組成骨骼（尤
其是鈣、磷），而蛋白質中的氨基酸則組
成身體中的基本架構，是身體發展中最主
要的養份。

除了成長（人體的成長約至十八或二
十歲）之外，某些器官組織會定期進行一
些修復及替換的工作，例如：皮膚、毛髮
及指甲都會固定更新。一些中空器官內襯
的黏膜組織，也是定期更換的一部分。舉
例來說，胃壁黏膜每三至四天更新一次，
子宮內膜平均二十八天更新一次。血液中
的紅血球則每三個月自動汰舊換新。

身體定期重造所需的材料也來自每日
所攝取的飲食，尤其是礦物質及蛋白質。

能量產物

所有維持生命所需的過程都需要能
量。生命本身就在持續、不間斷地消耗能
量。因此食物的確是提供每日所需能量的
燃料。

人們所熟知的熱力學最高原理，也是
影響主題最基本的法則中，提到「能量只
會自行轉換，不會被造，也不會遞減。」
因此食物提供了化學能量（基本上是由太
陽衍生而來），由人體轉化為電能（供神
經系統運作），以產生熱能（維持身體恆

無法取代的養份

以下是人體無法自其他化學成份合成，需要從外界攝取的養份。

基本氨基酸

是蛋白質的一種，自動、植物中均可取得。有某些氨基酸，人體從基本氨基酸中才能獲得，但是那些基本氨基酸無法由其他養份取代。

基本脂肪酸

是多元不飽和脂肪酸（亞麻油酸及亞麻酸27），可由植物油及油性乾燥食物中獲得，堅果類尤其豐富。

維生素及礦物質

可由各種食物中獲得，蔬果尤其含量豐富。

水

在各種食物中均含有但不足人體每日所需飲用，六至八杯水，夏季時要飲用雙倍或更多的水。

纖　維

纖維只能自蔬果中攝取。全麥、水果及菜圃作物，纖維量都很豐富。纖維不含任何熱量及養份，也無法被人體吸收，但是對人體功能的正常運作卻是不可或缺的。

溫）或機械能（進行肢體動作）。

營養與氧燃燒以產生熱量，身體視其為燃料，來自碳水化合物、脂肪及蛋白質。

- **碳水化合物**（根莖類及穀類中的澱粉，與水果中的糖份）是身體的主要燃料，事實上這也是碳水化合物的唯一功能。任何碳水化合物，最後都會被轉化成葡萄糖，其間全部的過程都在肝臟中進行。葡萄糖燃燒（新陳代謝）時，每一公克大約會產生四卡路里的熱量。

- **脂肪酸**來自消化及分解後的脂肪，是身體能量的主要來源（每公克燃燒的脂肪約產生九卡路里的熱量）。身體中過量的脂肪會以體脂肪的形式儲存，存積在組織中。

- **蛋白質**的基本功能是促進生長及修復組織器官。但是過量的氨基酸會被燃燒，並轉化成能量（每公克約產生四卡路里的熱量）。

特殊功能

再精巧的車或坦克，任憑油裝得再滿，若沒有火星塞發動引擎，也形同廢鐵一堆。人體也是一樣的，有了精細的架構（礦物質及蛋白質）及燃料（碳水化合物、脂肪及蛋白質）後，能量燃燒的過程還需要「火星塞」以促進所需的化學反應。維生素及某些礦物質（微量元素）如火星塞一般，提供催化劑的功能，也就是說，維生素及礦物質並不提供細胞建造的功能，也無法燃燒產生能量。雖然在身體的運作中只是個小小的配角，但卻是不可或缺，也不容忽視的。

主要養份之轉換

依據身體的需要及不同個體的代謝物質，養份會轉化成其他成份。碳水化合物成為葡萄糖後，還可能轉化為脂肪。（大家都知道攝取過量的澱粉會導致肥胖）。脂肪酸或碳水化合物（葡萄糖）也會轉化成氨基酸（但並非必需氨基酸）。

健全飲食原則

量的原則

每日食物的攝取量應該滿足人體所需，除了提供能量，還要維持成長及修復組織器官的物質需要。

滿足人體下列每一項功能的運作後，才算滿足人體所需：

✓ 成長
✓ 再造
✓ 日常工作
✓ 成人思考運作
✓ 維持成人體重。

質的原則

飲食必須具備完全性與多樣化，才能滿足人體所需：

✓ 碳水化合物
✓ 脂質
✓ 蛋白質
✓ 維生素
✓ 礦物質
✓ 水
✓ 纖維素

均衡的原則

多樣化飲食中正確的黃金比例能將飲食的功用發揮到淋漓盡致：

• 碳水化合物：應占所攝取總熱量的百分之五十五至七十五，意指兩千卡路里的總攝取量中，碳水化合物應占一千一至一千五百卡路里。

也就是每日碳水化合物攝取量約為兩百七十五至三百七十五公克。

• 脂肪：占每日攝取量的比例不應超過百分之三十，而且大部分油脂應來自植物性油脂。這表示每日兩千卡均衡飲食的攝取量中，脂肪不應攝取超過六十六公克。

• 蛋白質：應提供總熱量的百分之十至十五，也就是兩千卡路里的飲食中，應有兩百至三百卡路里來自蛋白質，每日約攝取五十至七十五公克。

適當的原則

飲食的選擇、調配及量的多寡，應多方考慮個人不同的體重、年齡，並視個人所從事的工作種類及身體活動狀況而定。

碳水化合物 -- 能量之源

碳 水化合物因為其特有的甜蜜滋味，也被稱為糖。（英文原文中的糖「glucinum」源自希臘文字根「gluco」，乃甜的意思）它是身體功能所需能量主要的來源，能有效迅速提供熱能。

碳水化合物的分子包含了碳原子、氫原子及氧原子。碳水化合物依分子組合的不同，可細分為以下三種類型：單醣、雙醣及多醣。前兩種也稱之為糖。

化學成分

單　醣

是由單一分子組成，能迅速由身體直接消化吸收。自然界中最常見的單醣是**葡萄糖**（glucose/dextrose）及**果糖**（fructose/levulose）。這兩種糖類的組成原子相同，相異處只在於分子結構的差別。兩者均存在各種水果及蜂蜜中。

雙　醣

是由兩個單醣分子組成的碳水化合物。雙醣必須在消化過程中，由酵素分解為基本小分子，才能進一步讓身體吸收使用。最常見的雙醣有：

• **蔗糖**（saccharose/sucrose）除了甘蔗之外，也能在甜菜、香蕉、鳳梨及其他水果中發現。它是由一個葡萄糖分子及一個果糖分子組合而成的化合物，在結合的過

若想體健如牛，
應學牛茹素，
萬不可反其道食牛。

愛德華・納爾遜
當代醫生

程中會損失一個水分子：

> ＊ 葡萄糖＋果糖＝蔗糖＋水

- 麥芽糖（maltose）主要來自於大麥麥芽及其他穀類的胚芽。由兩個分子的葡萄糖組成。

- 乳糖（lactose）來自哺乳類的乳汁，一公升的牛奶中含有四十克乳糖，母奶則含有五十至六十克。它是由葡萄糖及半乳糖組合的化合物。

多　醣

是複合碳水化合物，由許多單醣組合而成，其中大部分是葡萄糖。多醣主要在各種穀物中（小麥、米、大麥及玉米等），其他根莖類（馬鈴薯、蕪菁等）中也有。複合碳水化合物中有下列三種多醣：

- **澱粉**：分子是由長串的葡萄糖分子以特殊的方式結合而成，存於種子、根、莖、葉及果實中，是麵粉的主要成分。

澱粉是植物界的特有產物。動物只能在消化過程中將大分子的澱粉化為小分子的葡萄糖，再行吸收。消化的過程是由唾液中一種稱為澱粉的酵素自胰臟開始進行。澱粉是植物界中食物最重要的能量來源。

- **糊精**：是澱粉分子經澱粉分解後所產生的小分子。酵素在將澱粉分解為葡萄糖分子前，會將其先行化整為零成為糊精，也就是說糊精是已部分分解消化的澱粉。舉例來說，糊精化的麵包或穀類，其麵粉中的澱粉會經由澱粉產生化學作用，也就是由酵素先破壞部分長鏈的葡萄糖大分子。如此一來，接下來某些消化器官只要完成其餘的消化工作，過程就會簡化許多。

- **纖維素**：是大自然中最豐富的有機物，此種多醣類在所有植物中均可發現，專職組織結構的形成：例如種子、根、莖、葉及果實等。在穀類的種子或穀粒

每日所需碳水化合物（世界衛生組織提供）			
	總熱量百分比	平均兩千卡路里中所佔的比例	
總碳水化合物			
下限	５５％	１１００卡路里	２７５克
上限	７５％	１５００卡路里	３７５克
複合碳水化合物（澱粉）			
下限	５０％	１０００卡路里	２５０克
上限	７０％	１４００卡路里	３５０克
單一精緻碳水化合物 （白糖）			
下限	０％	０卡路里	０克
上限	１０％	２００卡路里	５０克
纖　維			
下限	－	－	１６克
上限	－	－	２４克

小麥無疑是人類攝取的穀類中最重要的，它對環境良好的適應力，使得連西伯利亞這種冰天雪地所種出來的穀粒，都和熱帶所產的小麥一樣飽滿結實。小麥中含有約百分之六十的複合碳水化合物（澱粉），百分之十三的蛋白質及百分之二的脂肪。此外，還有植物纖維及多種維生素、礦物質。

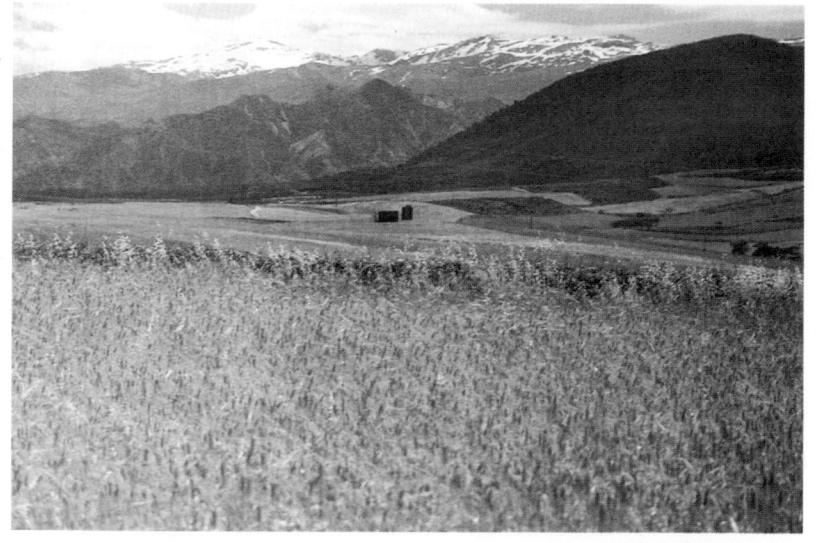

中，纖維素存在表皮中，也就是俗稱的糠。而在根、葉及果實中，纖維素則是植物組織的一部分。纖維素也稱為植物纖維。它組成植物細胞，也因此英文原文 Cellulose 是由細胞 cell 而來。纖維素和木質素結合後，就形成樹木中的木材部分。纖維素的分子亦是由長鏈的葡萄糖大分子組成，但是其化合的結構堅不可破，無法在消化系統中發生作用。因此，纖維素無法以任何能量的形式被人體吸收或使用。

- **肝醣：**在化學結構上和澱粉相似，但是由動物體在消化過程中被分解的葡萄糖而產生，並經由血液被人體吸收。肝醣儲存在肝臟中，以便在身體需要熱量時（例如用腦過度或身體勞累需要補充），能轉換為葡萄糖，迅速供應身體所需。肝醣極少部分來自動物（肝及肌肉中），實際上並無法由飲食中取得。

有關碳水化合物的健康飲食方針

根據 WHO（世界衛生組織）（註1）的建議，健康的飲食方針應如下：

1. **增加複合碳水化合物的攝取量**（提昇至總攝取量的百分之七十）。
2. **盡可能減少單一精製碳水化合物（白糖）的攝取量**，最好完全不碰。

這意指下列食物應多量食用：

- **穀類**（小麥、大麥、燕麥、黑麥、玉米、米、粟等）是複合碳水化合物（澱粉）的主要來源。根據世界衛生組織報告顯示，大量攝取穀類（尤其是燕麥）有益於糖尿病及其他新陳代謝疾病患者，更能降低罹患癌症的機率。

穀類製品應如過去一般，再度成為人類飲食的主要成份。我們所攝取的大部分熱量也應來自五穀雜糧，這對以肉類、奶製品、罐頭及精製食品為主，複合碳水化合

（註1）　世界衛生組織，科技研究系列，797號（飲食、營養及慢性病預防）世界衛生組織研究小組報告，日內瓦世界衛生組織 1990,111-113 頁。

葡萄糖
普遍的人體動力

化學方程式為 $C_6H_{12}O_6$ 的葡萄糖是人體主要動力的來源。從能量的角度而言，可以說人類以生物學的角度看來，是以葡萄糖為燃料的馬達。

食物中大部分的碳水化合物（非纖維素）都在消化的過程中轉化為葡萄糖，再透過血液傳輸到身體的每個細胞。葡萄糖主要儲存在肝臟，肝臟在身體各功能中扮演倉儲管理的角色。葡萄糖以肝醣，這種多醣的形式儲存在此腺體中，一旦身體需要，立即轉化為葡萄糖供給使用。肝臟以這種方式負責維持血液中固定的葡萄糖值：每公升血液約含一克（100mg/100ml）。少量的葡萄糖也以肝醣的形式儲存於肌肉細胞中，運動時再轉換為葡萄糖。

血中的葡萄糖值減少時，若肝及肌肉中的儲存（只持續幾小時）又已用盡而無法供應身體所需，人體就會發生血糖過低的狀況。一旦有這種突發狀況，若沒有時間找尋其他熱量來源，症狀會明顯的反應出來，例如暈

眩、極度飢餓、四肢無力，甚至包括失去意識或暈厥。葡萄糖得經由血液輸送到身體每一個細胞。此外，當細胞內氧化作用消耗熱能時，該感謝葡萄糖讓身體得以繼續運作。肌肉收縮，身體便會產生熱能，大腦得以繼續其功能，對思考過程極為重要。為了繼續正常運行，這不可思議的器官需要不斷吸收兩種物質：葡萄糖及氧。每天我們的腦需要約一百四十克葡萄糖。葡萄糖則需要胰島素的協助才能穿透細胞，並燃燒以產生能量。當胰臟不產生胰島素，或細胞無法使用胰島素而導致血中胰島素值不足時，葡萄糖會在血中累積、增加，以免進入細胞中被消耗。

葡萄糖一但進入細胞中，便會需要維生素B群幫助代謝，以燃燒產生能量。因此，精製糖（實際上為純蔗糖）被耗盡時，身體便會被迫使用本身儲存的維生素B，冒著消耗殆盡的危險去代謝糖。精製糖是種很粗劣的食品：它只提供卡路里，卻沒有任何營養價值。

物不及總熱量百分之五十的典型西方飲食文化而言，簡直是天方夜譚。營養專家建議，早餐（包含麵包，玉米片等）及中餐應大量食用五穀雜糧。

此外，真正全穀類的好處還包括了穀類胚芽（含大量維生素B、E及必需氨基酸）及表面的糠皮（含豐富植物纖

維）。

• 莖（如山芋或馬鈴薯）和莢，亦含豐富的複合碳水化合物化合物（澱粉），除了是蛋白質的優良來源外，還有極高的生物價值。

典型西方飲食以肉類及乳製品為主，但是蔬菜纖維（每日三至十公克）卻攝

麵包和麵食類以澱粉的形式在飲食中提供大量碳水化合物。這些以精緻麵粉為主要成份，看起來柔軟潔白的麵包，實際上卻大量缺乏植物纖維（糠）及小麥胚芽中才有的維生素B、E。

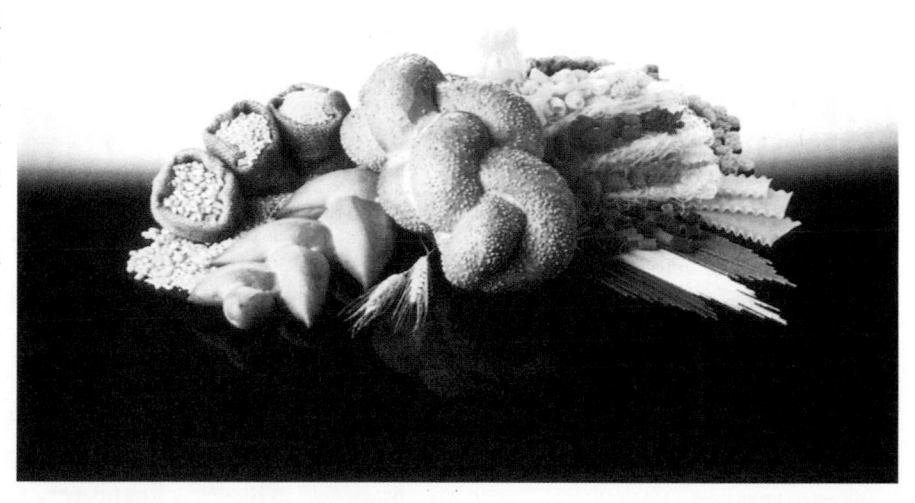

取很少。另一方面，依據世界衛生組織的建議，飲食應以穀類、蔬菜及水果為主，以大量提供每日所需的植物纖維。

應該盡量減少糖果，酥皮點心，甜食及含糖飲料的食用量。依據世界衛生組織的報告，精製糖（白糖）只提供熱能，卻不含任何營養。也就是說，它只提供卡路里，卻不含任何其他可助其代謝的礦物質或維生素。因此會讓人體嚴重缺乏這些不可缺的物質。另一方面，粗糖（砂糖），蜂蜜及水果所含天然果糖中的維生素及礦物質，雖然量不多，卻可以讓新陳代謝正常良好運作。

碳水化合物的使用及消化

複合碳水化合物在腸中轉化為葡萄糖，但和其他單糖及雙糖的不同點在於，其轉化的過程在消化中逐漸進行，因此由腸進入血液的這段過程是循序漸進的。另一方面，結構單一的糖（單醣或雙醣）能快速進入血液，讓葡萄糖值驟升。並讓

胰臟產生劇烈反應，快速分泌大量胰島素以平衡大量的葡萄糖。因此血液中的葡萄糖值會驟降（引起血糖過低的危機）。

進食甜食、酥油點心及糖果等食品造成血中葡萄糖值驟昇，會迫使胰臟以至於全身產生劇烈的代謝變化，使人步上糖尿病及動脈硬化的不歸路。但是若進食複合碳水化合物（豆類、根莖類及穀類中的澱粉），情況就完全不同了。它會在消化過程中，慢慢進入血液，並在數小時內維持固定的血糖值，讓胰臟運作更加順利。這也解釋了為什麼早餐吃完甜食或塗滿果醬的白土司後，很快又會肚子餓。但是早餐若是以全穀類為主食，那麼整個早上都會有充分的飽足感。

以蔬果及五穀類為基礎的飲食能完全滿足身體對各種碳水化合物的需求。因此，它提供了最健康的碳水化合物：澱粉及植物纖維。

植物纖維

纖維素或植物纖維是一種無法被吸收的特殊碳水化合物（無法自腸傳輸到血液），因此人體無法視其為能量來源。所有攝取的纖維質都會隨糞便排出體外。這也讓人們幾十年來認為纖維質對人體毫無貢獻。但是我們現在了解纖維的重要性：它在腸中扮演清道夫的角色，吸收毒素，將有毒物質，如膽汁酸，膽固醇先質等排出體外。

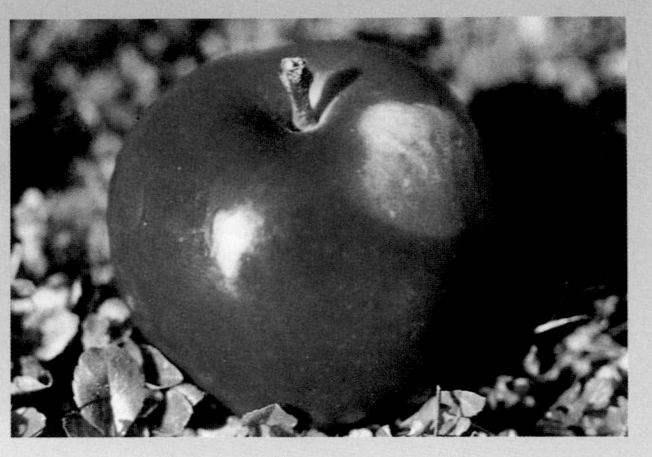

蘋果含有豐富的植物性纖維

纖維素或植物纖維會在水中膨脹，增加數倍體積。這讓糞便具有硬度，容易通過結腸，自直腸排出體外。飲食中缺乏蔬果及全穀類會導致纖維質不足，如此一來，腸子得需要加倍的努力才能排出糞便。這會引起許多問題，例如腸憩室，痔瘡，甚至有結腸癌的可能。

纖維素（植物纖維）是植物界特有的產物。在肉食中（奶、蛋、魚、肉）是絕對沒有的。因此，雖然纖維素不含熱量，也不傳輸至血液，但既然它能避免便秘，降低膽固醇，便是健康均衡飲食中不可或缺的要素。

脂　肪

$脂$　肪及脂質均為不溶於水的化學化合物，基本上由碳、氫及氧原子組成。雖然兩者均由和碳水化合物成份一樣的原子組成，但是結構上卻大不相同。

脂肪的類型

· **單一脂質**或**中性脂肪**是由一個甘油分子及其他三個脂肪酸所組成的，因此又被稱為三酸甘油脂。

· **複合脂質**或**類脂質**的結構中，除了甘油及脂肪酸外，還含有磷、氮以及硫磺等成份。複合脂質有卵磷酸、腦磷脂，及抱合髓磷脂，在身體運作中，尤其是神經組織的功能方面，佔有極重要的地位。

　　脂肪酸是脂肪的主要成份，並藉此傳遞其不同風味、結構及流動性。從化學的觀點來看，它們包含了兩種類型，也因為其截然不同的屬性，因此在營養學上佔有極重要的地位：

· **飽和脂肪酸**中，所有的碳原子由簡單鏈組成，因此其中包含大量氫。所有的脂肪均含有一些飽和脂肪酸，大部分是來自動物製品。棕櫚果及椰子則是植物中的例外，因為其中所含的飽和脂肪酸比不飽和脂肪酸來得多。飽和脂肪酸形成固狀穩定的油脂，反應不大，而且就如字面意義般含豐富脂肪酸。動物儲存脂肪酸於體內，但是若大量食用飽合和脂肪

千萬別因吃
太少而懊悔。

傑弗遜
美國總統
任期自西元 1801 至 1809

酸會增加血膽固醇量，也因此有許多人產生循環系統的疾病而喪命。（註1）

· 不飽和脂肪酸有一個（單元不飽和）或一個以上（多元不飽和）雙鏈分子在兩個或更多的碳原子間。這些脂肪酸主要來自植物類，尤其是堅果、杏仁及其他油性乾製品及穀類胚芽。

魚肉中的脂肪亦包含不飽和脂肪酸。一般在室溫下呈液狀，因為碳原子並不飽含氫原子，因此能輕易和其他物質作用代謝。

油酸是由十八個碳原子組合成的單元不飽和脂肪酸，橄欖油是最常見的例子（百分之七十六是由甘油及油酸組成），其他種籽油亦含量豐富。

不飽和脂肪酸，例如橄欖油中的油酸，尤其是小麥胚芽、堅果、葵瓜子、黃豆及葡萄籽中所含的多元不飽和脂肪酸，對人體無疑是最健康的。此外，不飽和脂肪酸還能減少身體中膽固醇含量的特質。

消化及脂肪的使用

脂肪減緩了消化的過程，也因此能產生持久的飽足感。脂肪亦是消化系統中最難掌控的養份，它們使兩個主要的消化腺體：肝臟及胰臟超載地運作著。因此，為了預防肝炎及胰臟炎發生的可能性，專家建議最好採低脂肪飲食。

在小腸，由於膽汁中酵素分解脂肪的作用，脂肪被分解為兩樣主要成份：甘油及脂肪酸。它們以此種形態通過小腸的障礙物，進入血液循環中。身體會在肝臟及脂肪組織中，將不同成份從被吸收的甘油及脂肪酸中自行重組為脂肪。

脂肪是供身體使用的高能量可燃物。一克的脂肪經燃燒（代謝）後會產生九卡路里的熱量。也就是說同量的脂肪所產生的熱量是碳水化合物或蛋白質的兩倍。

脂肪每日攝取量

WHO 世界衛生組織研究小組的建議，可由以下四點概述：

（註1）WHO，世界衛生組織，科技報告系列，797號（飲食、營養及慢性病的預防）。世界衛生組織研究團報告，日內瓦，世界衛生組織，1990年109-110頁。

每日脂肪需求量（世界衛生組織）		
	占總熱量之比例	兩千卡路里的飲食中所占的的克數及熱量
總脂肪　下限	15%	300卡　33克
上限	30%	600卡　67克
飽和脂肪酸　下限	0%	0卡　0克
上限	10%	200卡　22克
多元不飽和脂肪酸　下限	3%	60卡　7克
上限	7%	140卡　16克

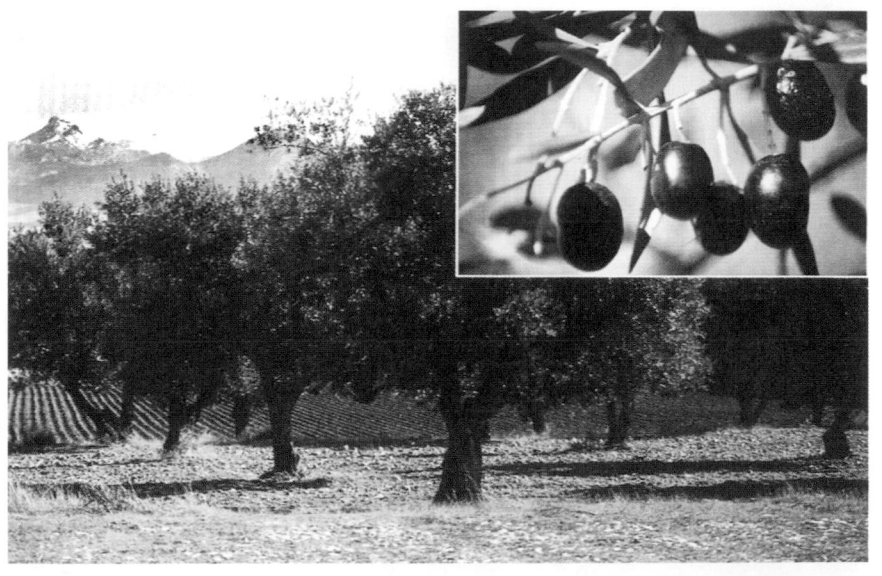

橄欖油是油中之王，不只是因為其口感高雅絕佳，其營養價值及醫學療效更是不容忽視，還能調節血中膽固醇值。它被用於治療便秘及膽囊方面的疾病。橄欖油富含脂肪（36％），也含有蛋白質（3％）。

1. **減少飲食中的總脂肪量。**已開發國家中，飲食習慣多屬雜食型，無所不吃的人，飲食中的脂肪平均佔總卡路里數的百分之四十五，比例極高。證據顯示，罹患癌症（例如乳癌，前列腺癌及結腸癌）的風險和飲食中的脂肪量有直接的關聯。每日飲食中的膽固醇量不應超過三百毫克。

2. **減少飽和脂肪酸**的使用直到體中完全無脂肪酸為止。這些脂肪酸主要來自動物脂肪。當飽和脂肪酸的消化比例降低，會引起循環系統的疾病，導致死亡。既然沒有根據的數據可參考（包含於總攝取量中時除外），世界衛生組織就將最低量限定在總攝取量的百分之零。

3. **保持不飽和脂肪酸**最低限度的攝取量，主要來源是堅果類及種籽油（小麥胚芽、玉米、黃豆及菜瓜子等）魚脂中亦含有。這些多元不飽和脂肪酸包括了眾所周知的必需脂肪酸，是飲食中不可或缺的一環。

4. **單元不飽和脂肪酸**，例如橄欖油，它涵蓋了脂肪總攝取量和飽和及不飽和脂肪酸總和的差異性。

全素飲食以水果、穀類及蔬菜類為基礎，能完全符合世界衛生組織的建議攝取量，因為此種飲食總脂肪量低，卻含有豐富的單元及多元不飽和脂肪。這和以肉類食品為主的飲食大相逕庭，肉食不但包含過量脂肪（高達總卡路里數的百分之四十五），還有過量的動物性飽和脂肪酸。

膽固醇

膽固醇是固醇中的一種複合脂質（一種脂肪），僅限於動物來源，人體的肝臟也會產生。在身體中提供合成性荷爾蒙的原料，供應膽鹽及細胞薄膜所需。

雖然膽固醇是生命必要的物質，但是血中的膽固醇值上升時，會沉積在動脈壁中，讓管壁通路狹窄，造成動脈硬化。因此，高膽固醇會增加心肌梗塞及動脈栓塞的風險，並讓四肢末端血液流量不足。

膽固醇藉血液循環聯結成一種稱為脂蛋白的物質。脂蛋白依據不同的類型和膽固醇聯結，名稱不同，影響也顯著不同：

食物中的膽固醇含量		
食　物	每一百克中所含微毫克量	提供每日所需最上限三百毫克量的食物克數
腦	2,195	14
蛋黃	1,281	23
牛肝	309	97
肉類脂肪	300	100
奶油	219	137
加工乾酪	110	273
龍蝦	95	316
小牛腰肉	83	361
豬排	72	417
香腸	68	441
雞肉、羊肉	68	441
鱈魚	55	545
牡蠣	50	600
全脂牛奶	13.6	2,206
全脂優格	12.7	2,362
低脂牛奶	7.5	4,000
脫脂牛奶	2	15,000
水果	0	-
穀類	0	-
蔬菜	0	-

LDL（低密度脂蛋白）膽固醇

它是藉由血液循環和低密度脂蛋白（LDL）聯結的一種膽固醇。約代表血膽固醇的百分之七十五。低密度脂蛋白（LDL）膽固醇會加劇動脈硬化的病情。被稱爲「壞膽固醇」或「有害膽固醇」。

HDL（高密度脂蛋白）膽固醇

此種膽固醇和高密度脂蛋白（HDL）一同循環流通。近來已有報告顯示，這種膽固醇被稱爲「好膽固醇」，能預防動脈硬化。血液 HDL 值越高，對健康越好。

從三十八頁的表格看來，可以確定，雖然橄欖油只在總膽固醇中佔極小部分，卻可以增加血液中高密度脂蛋白聯結而成的「好膽固醇」（HDL Cholesterol），避免動脈硬化的形成。

種籽油富含多元不飽和脂肪酸，可減少總膽固醇量，但也會使有益人體的高密度脂蛋白膽固醇減少。因此在動脈硬化的預防上雖然重要，作用卻不完全。將上述條件都列入考慮之後，專家建議同時使用

食物中亞麻油酸含量		
食　物	每一百克中所含毫克量	提供每日所需最下限量的食物克數（六克）
核桃	32	19
杏仁	11	55
乾黃豆	10	60
酪梨	1.8	333
蛋	1.2	500
牛肉	0.6	1,000
鮭魚	0.2	3,000
牛奶	0.08	7,500

減低膽固醇值的建議

- 減少肉類的攝取量，尤其是牛肉、豬肉、肉臟類及香腸等。
- 學習在烹調中去除蛋黃。
- 每星期不吃超過三個全蛋，蛋白的攝取量則無限制（膽固醇只存於蛋黃中）。
- 食用低脂或脫脂牛奶及其製品，特別要避免鮮奶油、奶油及高脂乳酪。
- 減少食用甜食、油酥點心，及含大量動物油脂的甜點。
- 增加蔬菜纖維（全麥、水果、尤其是蘋果及其他蔬菜）的攝取量，以吸收膽鹽，避免腸中膽固醇的形成。
- 交替使用橄欖油及種籽油（玉米、麥芽、菜瓜子、葡萄等）。
- 避免神經緊張及壓力。
- 每日持續運動（至少半小時）。
- 保持正常體重。

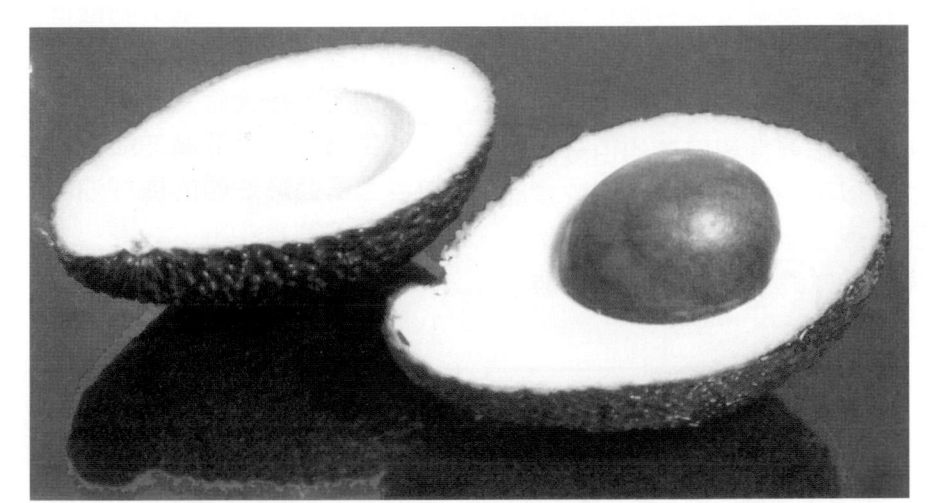

酪梨富含脂肪（33.5％），但因為亦含大量多元不飽和脂肪酸及亞麻油酸，因此可以降低血中的膽固醇。

種籽油和橄欖油，並不是混合使用，而是交替輪流使用。

魚類中，尤其脂肪多的魚，含有多元不飽和脂肪酸，能降低膽固醇。但是要切記一點，魚類仍屬於肉類範疇，相對地也含有膽固醇，經由人體吸收，並傳輸到血液中。因此，魚類對血膽固醇的影響，及對動脈硬化的助益，就不如預期顯著了。

必需脂肪酸

必需脂肪酸是人體無法自行合成的多元不飽和脂肪酸，必須在日常生活持續自食物中攝取，因此在過去也被稱為維生素F（Fat 的 F），但是實際上並不屬於維生素的範疇。

亞麻油酸和亞麻脂酸存於穀類胚芽（小麥、玉米、燕麥等）及堅果（核桃、杏仁、榛果等）中。肉類食品也含

脂肪酸對膽固醇的影響

脂肪酸的類型	來　源	對膽固醇的影響	
		LDL （低密度脂蛋白）	HDL （高密度脂蛋白）
飽和脂肪酸	動物脂肪	增　加	增　加
單元不飽和脂肪酸	橄欖油、酪梨	減少或不確定	微增或不確定
多元不飽和脂肪酸	種籽油、魚油	減　少	減　少

有這些酸，但只佔十分之一，而且要伴同飽和脂肪酸才能起作用，對健康有害。

若脂肪酸攝取量並不足，會造成生長遲滯、皮膚乾燥、皮膚炎及神經和生殖系統的疾病。

世界衛生組織建議，多元不飽和脂肪酸攝取的範圍應佔飲食總熱量的百分之三至百分之七。以平均兩千卡路里的飲食而論，每天要攝取七至十六克的多元不飽和脂肪酸，其中的六克至少要是亞麻油酸。

最好多於下限值（六克），而且每天至少攝取約十二克的亞麻油酸（兩千卡路里飲食中的百分之六）。

為了保證可以攝取到最低限度的亞麻油酸，全素飲食是最穩當，也是最充分的。例如，每天吃六十克的杏仁就很足夠了。牛奶中缺乏亞麻油酸，因此專家建議以含豐富亞麻油酸的種籽油調配於針對幼兒設計的飲食中。

脂肪在烹調上的實用基準

1. 限制高脂肪食物的攝取量。碳水化合物、蛋白質和脂肪一起烹調會消化較慢。

2. 使用植物性脂肪（橄欖油或種籽油）代替動物脂肪（奶油、培根或豬脂）。

3. 避免油炸食物，尤其是肉類製品（魚及肉）。脂肪（尤其是動物脂肪）會在油炸過程的高溫中分解。因此會產生刺激物質。例如難以消化的丙烯醛，會在胃中產生沉重感，引起腸胃不適。動物脂肪烹調時低溫就會產生致癌物質，而植物油則要在加溫至冒煙時才會。如果真的要以油炸的方式來烹調食物，最好選擇植物性食材，並避免溫度過高，炸過的油不可回鍋重覆使用。橄欖油是高溫時最穩定的油脂，因此較適合油炸。種籽油較易氧化，不適合油炸。

4. 一餐內不要同時食用兩項以上富含脂肪的食品（例如酪梨、美乃滋、冰淇淋或乳脂）。

5. 加工或罐頭食品含有大量易被忽視的油脂，要小心攝取量，例如薯條、巧克力、餅乾、點心或蜜餞。

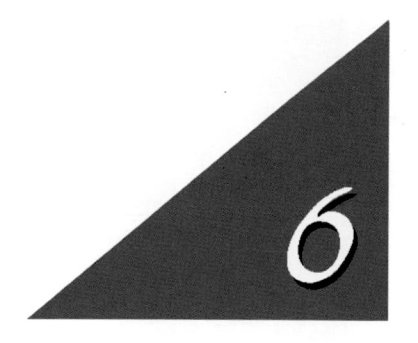

蛋白質

素食者常聽到的兩個問題，一、從何處攝取蛋白質？二、你攝取足夠的蛋白質嗎？蛋白質 在飲食中確實佔了重要的地位，這絕非道聽塗說，而蛋白質營養成份有兩個獨特的特徵：

· 乃形成身體基本結構的元素。構成肌肉、血液、皮膚和所有內臟。骨骼的基本結構是膠原蛋白，以鈣和數種礦物質型態成為骨骼。蛋白質約佔人體重量的 17％，卽一般成人體重的 10-12 公斤重。

· 不能以養分結構儲存於人體器官內，不同於碳水化合物和脂肪，它必須被消化後，形成養份才能被身體利用。

化學結構

每一種蛋白質均由可變數的氨基酸結合成一個長鏈（由數個到數千個不等），這些氨基酸經利用後可轉換成碳、氧和氫原子（像碳水化合物和脂肪）。此外，它們包含了蛋白質的第四個化學要素：氮原子。

氨基酸正如磚塊用以建立蛋白質的結構，不同的氨基酸結構，組織成不同的蛋白質，也就是說，不同的化學結構，構成各種不同類型的蛋白質。

蛋白質的消化和吸收

蛋白質進入胃後，首先由胃蛋白酶分解，它是一種酵素，執行食物初步分解工作，將氨基酸間的分子鍵打斷之後才進入小腸，此時胰臟分泌胰島素和其他酶，

別人為食而活，
我乃為活而食。

蘇格拉底
希臘哲學家
西元前五世紀

食物中所含蛋白質

食 物	100 克食物中之含量	含每日建議攝取量的食物克數（52.5g）*	食 物	100 克食物中之含量	含每日建議攝取量的食物克數（52.5g）*
黃　豆	37	142	蕃　茄	1.2	4,375
扁　豆	28	188	洋　蔥	1.16	4,526
生花生	26	202	黃　瓜	0.7	7,500
葵花子	23	228	乾椰絲	3.3	1,591
杏　仁	20	263	乾無花果	3.1	1,694
埃及豆	19	276	酪　梨	2	2,625
松　子	12	438	櫻　桃	1.2	4,375
黃豆芽	3	1,750	柳　橙	0.9	5,833
燕　麥	17	309	橄　欖	0.8	6,563
全麥麵包	14	375	生鮪魚	23	2,536
生通心粉	13	404	雞　肉	21	250
小　麥	10.4	505	小牛肉	20	263
白麵包	10.3	510	鮮鱈魚	19	276
玉　米	9	583	豬　肉	18.3	287
米	7	750	鱈　魚	18	292
豌　豆	5	1,050	羊　排	15	350
苜蓿芽	4	1,313	白乾酪	13.7	383
朝鮮薊	3	1,750	蛋	13	404
洋　菇	2.09	2,512	優　格	3.5	1,500
馬鈴薯	2.07	2,536	牛　奶	3.3	1,591

* 此表格是以成年男性 70 公斤 =154 磅，建議每公斤體重可攝取 0.75 克蛋白質為基準。
（0.75 克 × 70 公斤 = 52.5 克 = 每日建議攝取量）

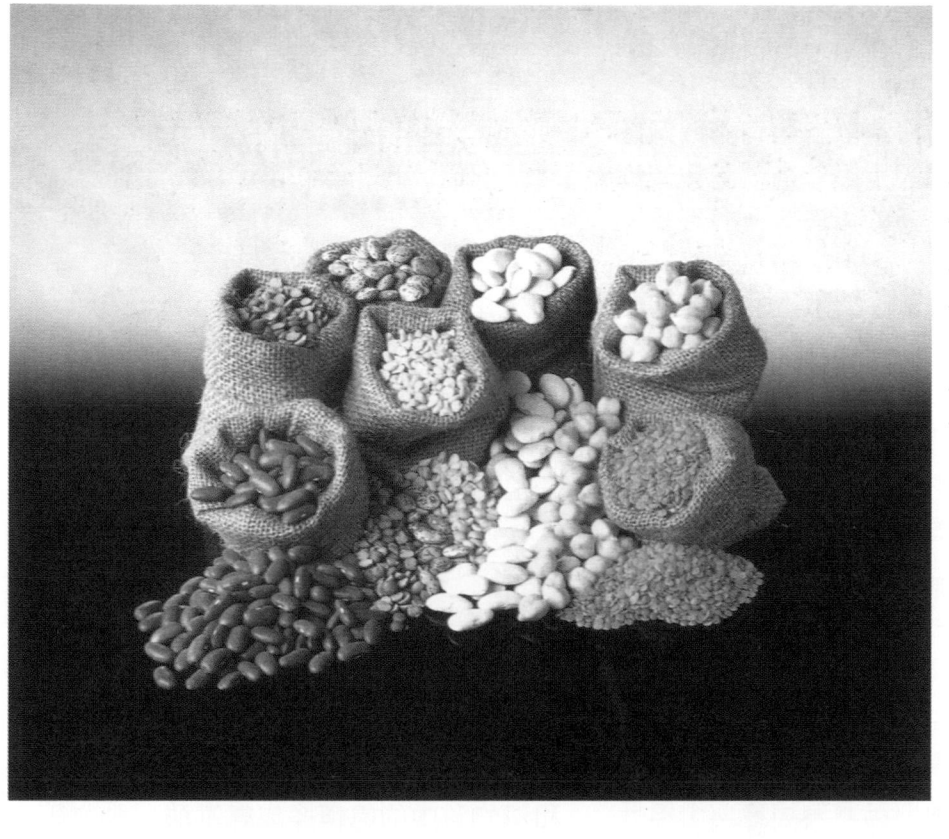

豆類在植物界中是個大家庭，其中包括豆莢和豌豆，其中所含的蛋白質和鐵的比例等於甚或較高於肉類，它們是地中海型飲食中的主食，而黃豆是豆類中稱最完整的蛋白質。

(續 39 頁)

使蛋白質分解成最小單位氨基酸。因此，蛋白質的主要成份即是氨基酸。

這些釋放的氨基酸在小腸被吸收，再進入血液分送至身體各部不同細胞使用，特別是肝細胞，使用這些氨基酸，綜合成適合身體的蛋白質，再重新聚集和分配做為特定的利用。若有剩餘的氨基酸，會經新陳代謝轉換成能量，或轉換成脂肪或葡萄糖。

必需氨基酸

令人吃驚的是，自然界中所有蛋白質，基本上由不超過二十種氨基酸組成。不同的數量及組合，就會形成許多種不同的蛋白質，提供身體各部分的需求。

人類和動物能夠在某些限制下，將氨基酸轉換成另一種型態（在肝臟中進行轉換），進而化合為生物體本身的蛋白質結構。差不多有 8 種氨基酸（小孩有 10 種氨基酸）稱為必需氨基酸，乃是人體必要元素，因為生物體無法自行製造必須從每日飲食中攝取。多樣的素食飲食可提供全部必須氨基酸，以及所需要的比例數量。

事實上，蛋白質所有必須氨基酸皆來自植物，也只有植物可以自大氣層和土壤中的氮的成分，產生氨基酸和蛋白質。從動物界則不能由化學要素生成有機物，他們必須仰賴植物和其他草食性動物。唯有此方式才能產生必須氨基酸，構成他們身

上所需的蛋白質。

人體所需蛋白質

開發中國家的日常飲食中有攝取過量蛋白質的情形。原因是多年前，許多營養專家主張要攝取更多的蛋白質。但現今世界衛生組織（World Health Organization）建議，每公斤體重該攝取0.75克蛋白質，因此，一位70公斤男人的體重，就該攝取52.5克蛋白質，相當於美國國家醫學研究學會的建議量，一位79公斤（174 lbs）男人，建議攝取63公克的蛋白質（每公斤攝取0.8克）。

世界衛生組織更進一步建議，蛋白質在飲食卡路里表中該佔10%～15%。例如，每日需要2500卡熱量的人，需攝取62～93克，如果是2000卡，就需要50～75克。按照食物蛋白質含量的表格中的數據顯示，要攝取足量蛋白質並不是件難事，讓我們看一看以下的例子：

食　材	含蛋白質量
扁豆（2盎司）	14
葵花子（2盎司）	12
花生醬（1盎司）	8
全麥或大麥麵包（2片）	5
麥胚芽（2湯匙）	3
埃及豆（2盎司）	12
總　計	*54*

蛋白質的品質和來源

不論是動植物，所有有機生物都含蛋白質。事實上，動物蛋白質也來自植物，這是我們知道的，只有植物可以將大氣層和礦物質中的氮轉換成氨基酸。動物則利用植物特性，而獲得所需的氨基酸。

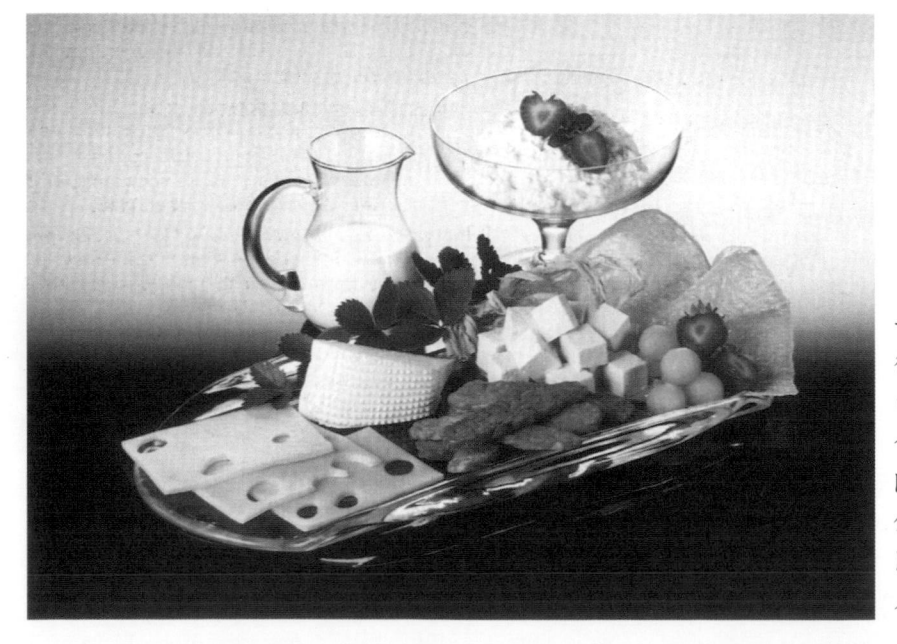

牛奶中的蛋白質和其衍生產品是完整的蛋白質，乳素主義者不會有營養失調的危險。然而牛奶製品有飽和脂肪和膽固醇的問題，因此，建議成人使用低脂奶產品。

建議增加蛋白質攝取量的某些情況

- 成長期（兒童和青春期）
- 懷孕和哺乳期
- 痊癒期或手術後調養期
- 汗腺分泌亢進者
- 長期暴露於兩極化溫度，寒冷和酷暑
- 長期處於緊張狀態

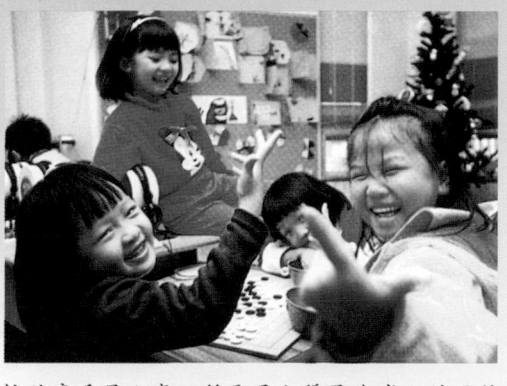

按孩童重量比率，所需蛋白質量為成人的兩倍

水果、穀類和不同的蔬菜中所含的蛋白質，包括二十種人體所需的氨基酸，其中包括數種必需氨基酸。動物蛋白質最初由植物性氨基酸構成。動物性和植物性蛋白質之區別，只在於其氨基酸比例及組成順序之差異，動物性蛋白質含有人體所需大量的必需氨基酸，較植物性蛋白質為濃縮。

對生產蛋白質的人體肝臟而言，氨基酸為植物性或來自草食性動物者都是一樣的。重要的是，所攝取的氨基酸是否能轉化為養份到血液中。

人體所需的是氨基酸，而非像來自肉類的特殊蛋白質。每位專家都同意，經驗過也證明，為了享有健康，肉類不是人類飲食中必要的一環。這是最新的健康營養科學概念。數十年前一般人的觀念裏，我們需要更多的蛋白質。動物性蛋白質價值高於植物性蛋白質，更是不正確的說法。

蛋白質種類

源自動物性的蛋白質（肉、魚、牛乳製品和蛋），被稱為完全蛋白質，因為他們包含了人體所需氨基酸，含有最理想的營養比率。

各年齡層所需蛋白質量

年　　齡	公　克
0-1 歲	13-14
1-3 歲	16
4-6 歲	24
7-10 歲	28
男 11-24 歲	45-58
成年男士	63
女 11-24 歲	46
成年女士	50
懷孕婦女	60
哺乳婦女	65

蛋白質與身體運動

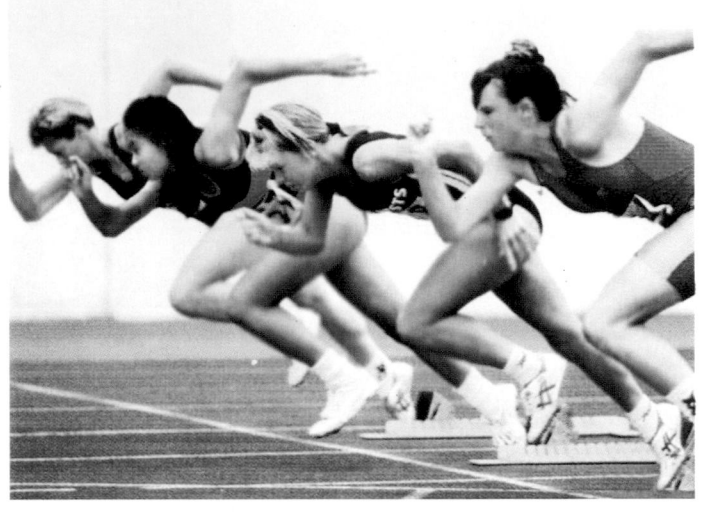

雖然激烈運動並不意味著我們需要增加蛋白質的攝取,但從多數運動家的實驗例証中,許多運動員得到攝取高蛋白質飲食的指導原則。然而事實證明,他們真正所需的是大量的複合碳水化合物(如全穀類)。

只有一些有害健康及肌肉正常發展的健身法,才會需要額外增加蛋白質攝取量。假如在同一餐中,從不同的飲食中獲取蛋白質,身體便可從各種蛋白質中獲得足夠的氨基酸。只要在同一餐混合各種類型的菜蔬,不但攝取容易,而且可口好吃。在四十五頁上提供幾種混合菜蔬的組合圖表。

蔬菜中的蛋白質,稱為不完全蛋白質(除黃豆外),因為其所含一至數種的氨基酸,非人體所需的正確比率。假如只餵食麥片予實驗動物,甚至是全麥飲食,卻不能足夠讓它成長完全,但是這種飲食如與豆類(如扁豆)混合食用,將會改善。

另一個例子:豆類中有兩種必需氨基酸含量極少,即蛋氨酸和色氨酸。另一方面,穀類和牛奶中這兩種氨基酸都含量豐富。因此,飲食若含豆類和穀類,人體便可得到足夠所需氨基酸,並且能製造出高品質又足夠的蛋白質。

在此我們獲得基本概念,一般蔬菜中的蛋白質屬於不完全蛋白質,但當它們與各類蔬菜混合食用後,由於互補作用,就可以讓身體吸收所需的氨基酸。這種有趣的現象就像我們所知的營養補充食品,然而並不一定要在每一餐如此混合食用,只要每天或每2至3餐如此混合食用一次,

優質蛋白質的飲食組合

牛奶或奶製品與穀類
- ✓ 乾穀類與牛奶
- ✓ 燕麥片或燕麥片與其他穀類和牛奶同煮
- ✓ 米和白乾酪
- ✓ 麵包和白乾酪

穀類和豆類
- ✓ 米和扁豆（豌豆）
- ✓ 米和甜豌豆
- ✓ 小麥或燕麥片和埃及豆
- ✓ 米和豆類

豆類和蔬菜
- ✓ 豌豆和蕃茄
- ✓ 蔬菜湯和豆類
- ✓ 扁豆和馬鈴薯

穀類和蔬菜
- ✓ 玉米和豌豆
- ✓ 米和蔬菜（青椒、紅蘿蔔、洋蔥…等）

令人感謝的是，由於一些營養補給的現象，今日我們得以知道，蔬菜蛋白質在和其他食物或和奶、蛋一起攝取時，能倍增其品質。如此一來，蔬菜蛋白質就能提供所有必需氨基酸，其價值更能和肉類匹敵，更沒有任何不良副作用。

就能達到飲食均衡。

牛奶和蛋包含了最完全和易消化的蛋白質，如果加上任何蔬菜烹煮，那將是最完美的飲食。因此，奶蛋素食最可以滿足人體的需要，不至有不足的顧慮。牛奶、蛋與穀類，豆莢類和其他蔬菜，便可提供身體所需氨基酸，所以，如蛋素食者或奶素食者，包括小孩，就不用擔心會缺乏蛋白質。

而嚴格執行素食主義的人應該可獲得良好的營養，就跟吃肉、牛奶、蛋和魚一樣。西班牙科學研究學會馬吉爾‧亞古樂，美國羅瑪琳達醫學院喬安‧沙巴塔博士的研究報告指出，細心安排和足夠的營養，就可適當混合各種蔬菜以獲取足夠蛋

成人與孩童必需氨基酸	
成 人	孩 童
異白氨基酸	異白氨基酸
白氨酸	白氨酸
離氨基酸	離氨基酸
蛋氨酸	蛋氨酸
苯氨基丙酸	苯氨基丙酸
羥丁氨酸	羥丁氨酸
色氨基酸	色氨基酸
纈草氨酸	纈草氨酸
	組織氨基酸
	鮭卵酸

白質。

　　兒童和孕婦需要大量品質佳的蛋白質。雖然他們可能吃純素，且沒有任何疾病不適，但事實及經驗証明，所攝取的飲食需要慎選和細心調配。不是每個人都有此常識和時間調配飲食。因此，一般的建議是，兒童和孕婦的飲食中必須補充奶製品和蛋。如此的飲食才能確保完全有益健康。

　　以水果、五穀類和蔬菜為飲食基礎的素食者，比一般無所不吃的人更健康，但是需要更細心烹調且具備營養常識，以獲得健康飲食。

7

維生素

維生素是一種有機物質，在人體的運作功能中扮演極重要的角色。雖然維持人體所需的維生素極微量，但因為人體無法自行製造，因此必須自飲食中攝取。

維生素被人們忽略許久，一直到近年才逐漸受到重視。事實上所有的維生素，都是在邁入二十世紀後才被「發現」的。但是，普羅大眾早已有概念，知道若實驗動物的飲食中，只含碳水化合物、脂肪及蛋白質，不但成長速度會因此遲滯，還會引發疾病，終至死亡。

有些科學家希望能為人類製造純化學來源、人工合成的飲食，夢想卻始終難以達成。因為無論是動物或人類的飲食，若單只攝取碳水化合物、脂肪及蛋白質，絕無法充分滿足生物體全部需求。然而，食物本身應該有某些天然成份，乃生物體維持生命不可或缺的物質。西元一九一二年，波蘭生化學家方克，正式稱這些物質為「生命氨」或是「維生素」。

接下來幾十年間，科學家投身於研究工作，熱切探討這些生命體不可或缺的珍貴物質。這些物質在發現之初，乃依據英文字母逐一命名。近年來，尤其是植物界中所發現的新物質，不但能充分滿足生物體的運作功能，其天然的功效更是無法替代。以葉酸做為例證，此種物質就只存於綠色蔬菜、堅果類及蔬菜油的多元不飽和脂肪酸中。

維生素的來源

維生素主要來自植物界，有的存在於高等植物中，有些則存於菇類及細菌中。在某些情況下，動物可轉換維生素並進一步加以儲存，例如，植物製造維生素 A、D 之維他命

所有生命需求，
皆早已被造。

哲學原理

食物中的維生素A（1000R.E.）

食　物	每100g中的RE含量	每日建議含量所需攝取的食物克數
苜　蓿	16,000	6
胡蘿蔔	2,813	36
菠　菜	672	149
甜　菜	610	164
荷蘭芹	520	192
芒　果	389	257
新鮮杏桃	261	383
柿　子	217	461
木　瓜	175	571
番　茄	64	1,563
青　椒	63	1,587
瓜　類	3	33,333
蕪　菁	0	-
羊　肝	4,427	23
奶　油	754	133
鮪　魚	655	153
牛　奶	31	3,226
鱈　魚	12	8,333
小羊肉	0	-

*1RE 的維生素A相當百萬分之一克的維生素A（動物性），相當於百萬分之6克的β胡蘿蔔素（植物性維生素A）因爲人體吸收β胡蘿蔔素的效率較差。

維生素A

　　維生素A主要來自有色蔬菜（胡蘿蔔、番茄及深綠色蔬菜等），以維他命元的狀態存在，例如：胡蘿蔔素會因人體情況視需要，而轉化爲維生素A。小腸對胡蘿蔔素的吸收力，遠不如動物性來源的維生素A，因此人體對胡蘿蔔素的需求量，約爲動物性維生素A之六倍。卽使如此，一般的純素飮食仍能提供高於需求量的維生素A。但在動物性飮食中並非如此，除了肝臟、某些魚類及奶類製品外，其他均含極微量的維生素A。瘦肉所含維生素A量就極少。

　　聯合國世界衛生組織表示，維生素A是世界上某些地區最缺乏的維生素之一。

功　能

- 視網膜視覺色素之形成。缺乏維生素A會減弱肉眼於微光處的視力（夜盲症）。

- 形成，並維持覆蓋在皮膚、眼睛、口及內部臟器的細胞。在缺乏維生素A的情況下，皮膚，尤其是覆蓋眼球的薄膜，不但會變得脆弱，還會愈來愈乾燥。甚至會導致夜盲症。

- 維生素A具有強效的抗氧化作用，可降低癌症生成的風險。這種效果在植物維他命元（胡蘿蔔素）的構造中產生。科學已經證明，攝取大量蔬果，尤其是攝取胡蘿蔔的吸菸者，其罹患肺癌的機率較攝取少量蔬果的吸菸者來得低。此外，攝取新鮮蔬果，以獲取所含天然維生素者罹患癌症的比例，亦較口服人工錠劑攝取維生素者爲低。

元，哺乳動物及魚類再將其以維生素的狀態儲存於肝臟中。不過，維生素的主要來源仍然是蔬果類。例如像魚、肉類中的維生素C，就極其微量。

維生素A每日建議攝取量

兒　童	400-700RE
男性成人	1,000RE
女性成人	800RE
孕　婦	800RE
哺乳期	1,300RE

過量維生素的危險

和另一種脂溶性維生素，維生素 D 一樣，我們在動物身上發現，過量的維生素 A 亦會對人體產生毒性。因此，一般建議位於北極的獵人，儘量避免攝取狐狸或北極熊肝，才不致於累積過量維生素 A 而導致中毒。同樣地，維生素 A 劑量之調配，也要警告、小心避免超過建議攝取量。臨床上所稱維生素 A 過多症，即因過量攝取維生素 A 而中毒，其症狀包括疲倦、緊張、骨頭疼痛、鈣質流失、頭痛及暈眩。

而純素飲食能以胡蘿蔔素的形式，充份滿足人體對維生素 A 的需求。除了有效的抗癌效果外，胡蘿蔔（植物性維生素 A）本身並沒有攝取過量的危險性，因為人體只會轉化本身需要的維生素 A 含量。

維生素 B 1（硫腔素）

在二十世紀初，人們發現維生素 B 1 及硫胺素存在於糙米中，能有效治療腳氣病。

功　能

· 維生素 B 1 會干擾碳水化合物的代謝，簡化其化學反應的過程，輕鬆地將葡萄糖轉化為能量。

· 維生素 B 1 在神經系統的功能中，亦扮演著不可或缺的角色。人體若是缺乏維生素 B 1，將導致神經系統的失調。

缺乏維生素 B 1 會導致腳氣病。很幸運地，這種疾病已逐漸消聲匿跡。維生素 B 1 在大自然到處可見，無論是水果類、穀類（尤其是全穀類）及蔬菜類中，均含量豐富。白糖（非蜂蜜或蜜糖），及白麵粉（非全麥麵粉）均缺乏維生素 B 1。以水果、穀類及蔬菜為主的飲食，能充份提供人體對維生素 B 1 的需求量。

維生素 B 2（核黃素）

功　能

維生素 B 1 有助成長，並催化碳水化合物及蛋白質的化學反應，讓人體獲得能量。若缺乏維生素 B 2，會導致成長遲滯、皮膚及視網膜（視力減弱）的變化。

維生素 B 2 在植物界含量豐富，尤以堅

食物中的維生素 B 1		
食　物	每 100g 食物中毫克量	每日建議含量所需攝取食物克數（1.5 毫克）
啤酒酵母	12	13
小麥胚芽	1.9	79
松　子	1.2	125
新鮮黃豆	0.9	167
鷹嘴豆	0.48	313
全　麥	0.45	333
甜豌豆	0.27	556
杏　仁	0.21	714
扁　豆	0.17	882
番荔枝	0.1	1,500
柳　橙	0.09	1,667
朝鮮薊	0.07	2,143
無花果	0.06	2,500
黑　莓	0.03	5,000
豬　肉	0.8	188
新鮮鮭魚	0.23	652
小羊肝	0.19	789
小羊排	0.1	1,500
小羊肉	0.08	1,875
蛋　黃	0.17	882
牛　奶	0.04	3,947

維生素 B 1 每日建議攝取量	
兒　童............	0.7 至 1 毫克
男性成人.................	1.5 毫克
女性成人.................	1.1 毫克
孕　婦...................	1.5 毫克
哺乳期...................	1.6 毫克

維生素Ｂ2每日建議攝取量

兒　　童................ 0.8至1.2毫克
男性成人........................ 1.7毫克
女性成人........................ 1.3毫克
孕　　婦........................ 1.6毫克
哺乳期.......................... 1.8毫克

食物中的維生素Ｂ2

食　物	每100g食物中毫克量	每日建議含量所需攝取食物克數（1.7毫克）
啤酒酵母	3.8	45
杏　仁	0.8	213
小麥胚芽	0.5	340
蘑　菇	0.45	378
海　藻	0.34	500
核　桃	0.15	1,133
酪　梨	0.12	1,417
桃　子	0.04	4,250
蛋	0.5	340
小羊肉	0.28	607
新鮮鮪魚	0.25	680
火　腿	0.23	739
牛　奶	0.16	1,049
雞　肉	0.14	1,214

果類及乾果類爲甚，其含量並不遜於穀類胚芽。而螺旋藻及啤酒酵母，更是維生素Ｂ2主要來源之一。

維生素Ｂ6（抗皮炎素）

功　能

維生素Ｂ6控制蛋白質的新陳代謝，尤其是神經組織、肝臟及皮膚。除此之外，維生素Ｂ6亦有助於血紅素的生成。

缺乏維生素Ｂ6會產生一些症狀，例如倦怠感、緊張感、貧血及皮膚病變。

維生素Ｂ6存於穀類中，尤其是全穀類，綠色蔬菜、水果等；奶製品、肉及蛋中亦含有維生素Ｂ6。酪梨、香蕉、堅果及黃豆，皆是維生素Ｂ6極佳之來源。

維生素Ｂ12

維生素Ｂ12是維生素家族中唯一含鈷的一員。它只由如細菌之類的微生物產生，並由這些微生物傳遞到動物體，並儲於肝臟當中。植物界產物無法生成維生素Ｂ12，但若被維生素Ｂ12合成菌污染，就另當別論了。

功　能

維生素Ｂ12及葉酸均爲生成血紅素不可或缺的物質，尤其紅血球的製造，及神經系統的正常運作，更是少不了它。缺乏維生素Ｂ12會導致嚴重貧血，甚至威脅到生命。除此之外，脊椎神經纖維亦會在缺乏維生素Ｂ12的情況下產生病變。

維生素Ｂ12及素食

早在數年前，人們所知維生素Ｂ12的唯一來源，乃是哺乳類的肝臟、肉類、魚、蛋及奶類製品。因此蔬菜類缺乏維生素Ｂ12的事實，成了人們反對全素食的最大主因。

然而現在人們知道，在細菌的影響下，螺旋綠藻中亦含大量豐富的微生素Ｂ12，連啤酒及啤酒酵母中亦含有少量的維生素Ｂ12。此外，豆類中亦含有少量的維生素Ｂ12。有些研究人員還發現，其他蔬果中亦含有維生素Ｂ12，以較不活躍的化學型態存在。

維生素Ｂ6每日建議攝取量

兒　　童 1至1.4毫克
男性成人 2毫克
女性成人 1.6毫克
孕　　婦 2.2毫克
哺乳期 2.1毫克

食物中的維生素 B 6		
食　物	每100克食物毫克量	每日建議含量所需食物克表（2mg）
小麥胚芽	1.3	154
香　蕉	0.58	345
堅　果	0.56	357
糙　米	0.51	392
酪　梨	0.5	400
黃　豆	0.38	526
青　椒	0.25	800
白　米	0.15	1,333
白麵粉	0.04	5000
白　糖	0	-
瘦　肉	0.51	392
瘦羊肉	0.43	465
鯖　魚	0.4	500
沙丁魚	0.12	1,667

食物中的維生素 B 12		
食　物	每100g食物毫克量	每日建議量所需攝取食物克數（2mg）
螺旋貝	100	2
羊　肝	47	4
紅緋魚	14	14
羊　肉	2.6	77
牛　肉	2.4	83
罐裝鮪魚	2.2	91
起　士	1.3	154
蛋	1	200
白乾酪	0.5	400
雞　肉	0.37	541
優酪乳	0.37	541
牛　奶	0.36	560

維生素 B 12 每日建議攝取量

兒　童 0.7至1.4微毫克
男性成人 2微毫克
女性成人 2微毫克
孕　婦 2.2微毫克
哺乳期 2.6微毫克

　　除此之外，即使採取嚴格的純素飲食，研究中也發現到，會因純素飲食而缺乏維生素 B 12 的情況實在微乎其微。即使是某些貧乏的全素亞洲飲食，每日只提供千萬分之五克的維生素 B 12，據某些學者聲稱，對人體亦是足夠的量。有數百萬的印度教徒實施嚴格的全素飲食，卻沒有任何現象顯示，他們因此缺乏維生素 B 12，而引起嚴重貧血或其他症狀。

　　美國的一般飲食，每日提供五至十五毫克的維生素 B 12，較一般 1.2 至 0.65 毫克的最小需求量，還要高上許多。每日攝取一毫克維生素 B 12 可滿足一般人的需求量，但以公布之＜每日建議營養攝取量＞為準，兩毫克是較安全保險的數值範圍。

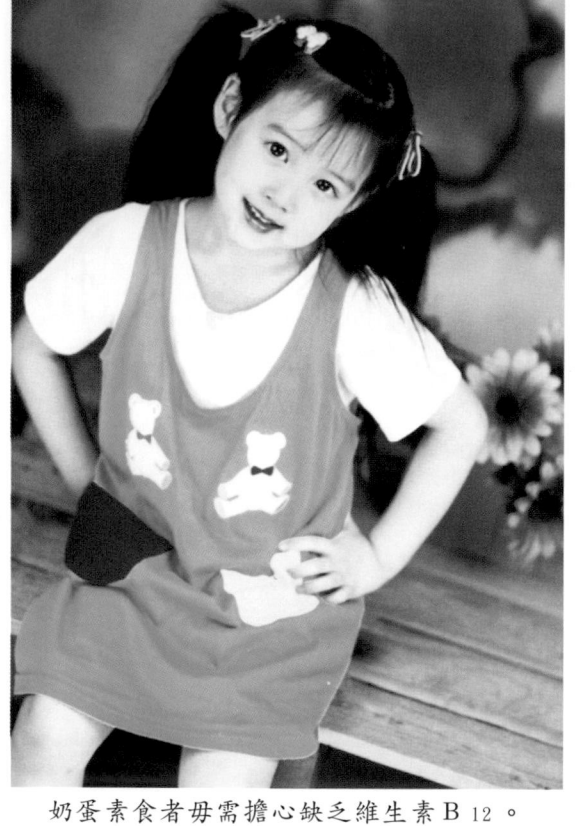

奶蛋素食者毋需擔心缺乏維生素 B 12。
然而全素食者，尤其是兒童，必需另外
補充維生素 B 12。

既然大部份蔬果缺乏維生素 B 12，那麼那些純素食者要從何攝取呢？近來的研究證實了以下兩種方式可補其不足：

- **大腸內的某些菌種**，會自行合成大量維生素 B 12。雖然大腸吸收能力有限，卻足夠讓某個數量的維生素 B 12 擴散到血液中。我們知道大腸內的細菌不只製造維生素 B 12，維生素 K 也是另一個好例子。還有一種可能性，通常在口中繁殖的菌種，亦可製造每日充足的維生素 B 12 需要量。

- **有些製造維生素 B 12 的微生物**，會污染一些食物，例如海藻酵母及小麥胚芽等。愈缺乏食品衛生管理（通常發生在貧窮的國家），食物愈容易被製造維生素 B 12 的細

菌污染。因此，很幸運地，缺乏維生素的比率其實並沒我們想像中的高。

含乳製品素食及奶蛋素的飲食，並不會有缺乏維生素 B 12 的風險。不過，這些實施嚴格素食者，也不該輕忽缺乏維生素 B 12 的可能性，因為上述兩種維生素 B 12 的來源具有很大的變因與不確定性。至少，理論上顯示，腸部吸收正確與否，會直接造成維生素 B 12 的不足。因此在這些情況中，也許就需要額外的營養補給品。

卽使奶蛋素食者沒有每天攝取奶製品及蛋類，也毋須擔心會缺乏維生素，因為奶製品及蛋能充份提供人體所需的維生素 B 12 量。應該說營養學專家一致公認，奶蛋素為一健康又完整的飲食法。

維生素 C（抗壞血酸）

幾世紀以來，壞血病是最常見疾病中的一種，尤其在冬季，於高海拔地區旅行，並以穀類及肉乾為飲食時最常發生。一九二八年，匈牙利化學家桑特發現了維生素 C，並證明這種維生素只存在於蔬果類中。

豐富的維生素 C 是素食的優點。以素食為飲食基準的人絕不會缺乏維生素 C。攝取一粒含九十毫克維生素 C 的柳橙、或含 130 毫克維生素 C 的番茄，就能滿足美國國家研究協會所公布，每日 60 毫克的維生素 C 建議量。奶、魚及肉類中所含維生素 C 量幾乎等於零。牛奶中含有極少量，只夠提供嬰兒所需，對孩童或成人而言，卻是不夠的。

維生素 C 對光及熱都非常敏感，因此食物在經過烹調後，會流失大量維生素 C。罐頭食品亦是如此。這也是為甚麼專家建議，每日仍要攝取如水果及沙拉之類的生鮮蔬果。

功　能

維生素 C 具有活化細胞的功能，是極具功效的抗氧化劑，有些建議維生素 C 能阻礙

食物中的維生素Ｃ

食　物	每100g食物毫克量	每日建議量所需攝取食物克數（60mg）
野生玫瑰	600	10
奇異果	98	61
青　椒	89	67
覆盆子	25	240
柳　橙	53.2	113
檸　檬	53	113
鮮豌豆	40	150
包心菜	32	188
菠　菜	28	214
芒　果	27.7	217
番　茄	23.4	256
蘿　蔔	22.8	263
鳳　梨	15	400
苜　蓿	8	750
櫻　桃	7	857
洋　蔥	6	1,000
穀　類	0	-
牛　奶	0.94	6,383
鮭　魚	0	-
肉	0	-
蛋	0	-

維生素Ｃ每日建議攝取量

兒　童	....	40至45毫克
男性成人	....	60毫克
女性成人	....	60毫克
孕　婦	....	70毫克
哺乳期	....	95毫克

在傳染期、受傷時或懷孕期，要增加每日維生素Ｃ攝取量，最好多攝取新鮮果汁、蔬果等天然食品。

細胞老化的生化過程（也許對癌細胞也有遏制的作用）。不但如此，維生素還有助於腸內對鐵質的吸收力，促進生物體對傳染的防禦力，中和血液中的毒素，幫助傷口痊癒，對許多生理功能都非常重要。

缺乏維生素Ｃ會引起壞血病，造成體力耗弱、抵抗力變低、貧血及皮下和牙齦出血。

然而現今壞血病已近乎絕跡。但在時下飲食中缺乏生鮮蔬果，會造成維生素Ｃ缺乏而引起壞血病。有些經說明較輕微的症狀也許容易爲人忽視，例如：異常身心疲倦，易出血，抵抗力變弱及孩童的成長遲滯等。

維生素Ｄ（鈣化固醇）

魚油中的抗佝僂作用，在十八世紀末就已十分著名。而在其中具有此特殊功效的脂溶性物質，在一九二〇年被分離出來，並命名爲維生素Ｄ。

維生素Ｄ有兩種截然不同的化學方程式：

・維生素Ｄ３，在人體及動物體中自然形成，尤其在魚肝中含量豐富。在陽光的照射下，在皮下以膽固醇的衍生物開始合成。

・維生素Ｄ２，在實驗室中以人工方式合成，以藥品調劑的方式被用於提高食物中的維生素Ｄ量。

維生素Ｄ在血液中循環的主要部份，是在皮膚合成的。事實上，即使只曝露在少量的陽光下，我們的皮膚亦可合成人體所需的維生素Ｄ，無需另外自食物攝取。

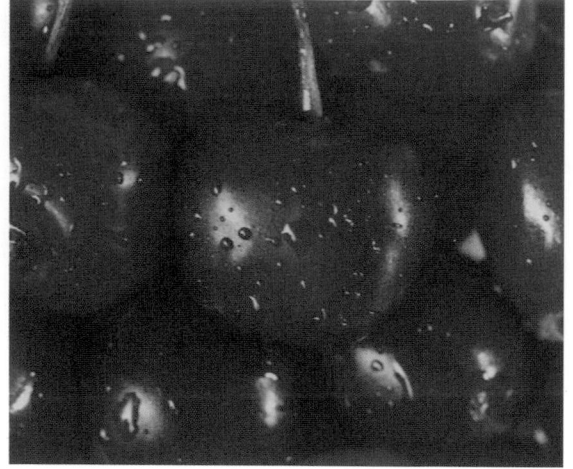

櫻桃含均質維生素C及鐵，有助礦物質的吸收。

功　能

維生素D亦可幫助腸內對鈣質的吸收，和儲存在骨質內一般。體內若缺乏維生素D，會使骨質疏鬆，因為無法負擔體重而變形。這種疾病即為佝僂症。

含維生素D的食物

魚肝（鱈魚肝）是含維生素D最豐富的飲食來源。除此之外，魚肉、牛奶、奶油及蛋均含少量維生素D。

根據聯合國世界衛生組織的建議，無論比例多少，只有在陽光較少的地方，尤其是住在寒帶的兒童，才需要攝取維生素D。因此，在食物含維生素D及每日陽光照射的雙重提供下，除了因治療疾病的需要，我們每日的維生素D量均十分充裕。

攝取過量的危險

在五〇至六〇年代，父母間流行一些針對孩童設計，額外添加維生素D的食品。這造成了維生素D的過量攝取，使得腎臟及心臟鈣化，並導致死亡。

攝取每日建議量的四倍之多會對人體產生毒性。我們所談的維生素，是要謹慎攝取的危險維生素，也許正因為如此，自然界中含維生素D的產物才會這麼少。每日的陽光即讓人體產生足夠的需要量，因此不會有過量的危險。

維生素E（生育酚）

和維生素A、D及K一樣，維生素E亦為脂溶性維生素。但和維生素A及D不同的是，維生素E大部份來自蔬果類，而非動物來源。和其他脂溶性維生素攝取過量的毒性比較起來，維生素E較沒有風險。

維生素D每日建議攝取量

兒　童	10微毫克（400IU）
男性成人	5微毫克（200IU）
女性成人	5微毫克（200IU）
孕　婦	10微毫克（400IU）
哺乳期	10微毫克（400IU）

每日在陽光下曝曬1分鐘，或在開放空間步行1小時，就夠讓皮膚合成足量的維生素D，只有在陽光長期照射不到的地方，尤其是冬季時，需要額外補充維生素D。

無法儲存的維生素

維生素C無法儲於體內，因此必需每日攝取。如維生素A、D等脂溶性維生素可儲於肝臟內，因此可以持續數週、或數月，而不用再作日光浴補充。

但是如維生素C的水溶性維生素就並非如此了，因為它們無法儲於體內，必需每日補充。因此每日攝取新鮮蔬果十分重要。

功　能

維生素 E 在新陳代謝中扮演極重要的角色。以下爲其最重要的活動：

· 也許是因爲其抗氧化的作用，能預防細胞老化。

· 具抗癌效果。攝取高單位維生素 E 的實驗動物，和沒有攝取的動物比較起來，具有較佳的抗癌能力。

· 參與細胞的再生（精蟲及卵子）。維生素 E 會促進精液的生成。易流產或不孕的婦女也可服用。

· 幫助神經系統運作正常，並讓控制分泌賀爾蒙的腦下垂體運作良好。

來　源

大自然中，處處蘊含豐富維生素 E，尤以植物界爲最。穀類胚芽、植物油及堅果類，均爲維生素 E 之最佳來源。肉類雖然也含維生素 E，量卻極少。如我們所見，純素飲食，特別是全穀類（胚芽中富含維生素 E）可提供大量的維生素 E，以滿足人體各功能的運作。

在這裏要澄清一下，並非所有顏色較黑，含胚芽的麵粉均可被稱爲全麥麵粉。有時我們認爲的全麥麵粉，其營養價值並非較白麵粉加糠皮爲高。真正的全麥麵粉，應該包括胚芽，因爲極易腐敗，要趁新鮮磨好時儘快使用。穀片也該含有胚芽。最好將上述的細節熟記，以便隨時評估我們所購買的穀類及麵粉。

維生素 K

維生素 K 爲脂溶性維生素，在肝臟活動，以幫助生成凝血不可或缺的蛋白質，有助預防出血。缺乏維生素 K 會造成消化系統的疾病，甚至造成早產。

來　源

維生素 K 主要來源有下列兩種：

· **腸內細菌**，會產生每日所需足夠的維生素 K。長期或大量服用抗生素，都有可能會消滅這些寄生在腸內的「友善細菌」，引起維生素 K 不足。

食物中的維生素 E

食　物	每 100g 食物中毫克量	每日建議含量所需攝取食物克數（10 毫克）
玉米油	192	10
葵花油	51	39
杏　仁	24	83
小麥胚芽	14	143
橄欖油	12	167
堅　果	2.6	769
酪　梨	2.3	870
黃　豆	1.95	1,026
菠　菜	1.89	1,058
桃　子	0.7	2,857
青　椒	0.69	2,899
覆盆子	0.45	4,444
奶　油	1.58	1,266
蛋	1.05	1,905
海　魚	0.5	4,000
肝	0.34	5,882
雞　胸	0.3	6,667
瘦豬肉	0.29	6,897
羊　腿	0.21	9,524
牛　奶	0.1	20,000

維生素 E 每日建議攝取量

兒　童 .... 6 至 7 毫克
男性成人 .... 10 毫克
女性成人 .... 8 毫克
孕　婦 .... 10 毫克
哺乳期 .... 12 毫克

‧食物中，尤其是大頭菜和包心菜，均含維生素K。

其他維生素

除了上述幾種維生素，還有二十多種已被發現的物質，在人體功能運作中佔少量，卻不可或缺的角色，且是人體無法自行合成的成份。這些物質在植物界中均可獲得，少部分存在於牛奶、蛋及肉中。

菸鹼酸：它在人體的化學機制中扮演不可或缺的角色，細胞可在此機制中，自碳水化合物、脂肪及蛋白質中獲得能量。菸鹼酸存在啤酒酵母中，還有全穀類、水果、蔬菜、花生及根莖類，尤以黃豆含量豐富。

缺乏菸鹼酸會造成玉蜀黍疹，在世界上某些貧窮的國家仍常見，這些人飲食貧乏主食常是玉米。玉蜀黍疹有三種症狀：腹瀉、皮膚炎（皮膚發熱發炎）及癡呆。

葉酸：和維生素 B 12 一起作用，有助骨髓生成紅血球。其在妊娠期間的重要性已被證實，若缺乏葉酸，尤其在懷孕初期的第一個月，會造成畸形胎兒。

兒童及成人每天需要兩百毫克的攝取量，孕婦則倍增至四百毫克。

蔬菜中含大量葉酸，因此全素飲食能充份提供每日葉酸需要量。食物中富含葉酸的有：菠菜、蘆筍、萵苣、朝鮮薊、酪梨、香蕉、柳橙及堅果類。

食物中的維生素K		
食　物	每100g食物中毫克量	每日建議含量所需攝取食物克數（80Mg）
菠　菜	558	14.3
花　菜	325	24.6
大頭菜	296	27
萵　苣	290	27.6
包心菜	246	32.5
豌　豆	244	32.8
牛　肝	292	27.4
起　士	187	42.8
牛　奶	152	52.6

但是下列三種特殊狀況下，就必需增加葉酸攝取量，要注意多攝取蔬菜類，尤其是生菜：

‧懷孕期。

‧飲酒者（酒精減少葉酸的作用力）

‧服用某些藥物時，尤其是抗癲癇的巴比妥酸鹽，及接受化療的癌症患者。

礦物質

眾所周知，人體有一部分是由二十餘種礦物質所組成，共佔體重的百分之五，也就是說七十公斤的成人體重中約有三點五公斤都是礦物質。它會在人體內不斷更新。每天我們從尿液、糞便、汗液及其他分泌物中排出約三十克的礦物質，而這些流失的礦物質只能透過食物來攝取補充。

礦物質最重要的來源是新鮮的蔬果，尤其是有機蔬果。因此，肉類飲食及精緻食品會導致人體礦物質嚴重不足。現今田地因過度使用無機化學肥料，而使土壤嚴重流失礦物質。事實上，我們在商店中購得的食品，其中所含的礦物質量極可能比文中提供的食品含量表還要少。因此我們應該更留心飲食中的礦物質，尤其是鈣質及鐵質。

鈣　質

鈣質是人體中最豐富的礦物質，其中的礦物鹽是讓骨骼及牙齒堅固強壯的物質之一。成人體中約含一至一點五公斤的鈣質，百分之九十九存在於骨骼及牙齒中，百分之一則儲於血液及其他器官組織中。

鈣質除了做為建造骨骼的成份外，在人體其他功能運作上，還扮演著有趣的角色：

‧鈣質居間擔任神經脈衝的媒介，維持心臟律動。

‧血液一般凝結功能需要鈣質協助維持。

「勿因口慾，
　啖食活物。」

英國古諺

食物中的鈣質

食 物	每一百克食物中所含毫克數	可提供每日建議量的食物克數（八百毫克）	食 物	每一百克食物中所含毫克數	可提供每日建議量的食物克數（八百毫克）
芝 麻	975	82	燻乳酪	1011	79
黃 豆	277	289	天然優格	121	661
杏 仁	266	301	牛 奶	119	672
榛 果	188	426	白乾酪	68.5	1,168
菠 菜	99	808	新鮮乳酪	68.5	1,168
堅 果	94	851	液狀鮮奶油	64.6	1,238
燕麥片	54	1,481	蛋	49	1,632
朝鮮薊	52	1,538	母 乳	32	2,500
花生醬	41	1,951	鱈 魚	16	5,000
全麥麵粉	34	2,353	豬 肉	15	5,333
白麵粉	15	5,333	牛 肉	15	5,333
米	9	8,889	鮭 魚	12	6,667
豆 漿	4	20,000	雞 肉	12	6,667
			羊 肉	10	8,000

每日鈣質建議攝取量

兒　童........................ 800毫克

11至24歲青年............ 1200毫克

成年男性.................... 800毫克

成年女性.................... 800毫克

孕　婦........................ 1200毫克

哺乳期........................ 1200毫克

· 鈣質控制血液的酸鹼平衡，以中和代謝蛋白質產生的酸性，防止血液過酸。

鈣質需要維生素 D 的輔助，才能經由小腸吸收，進入血液中。

鈣質不足會出現的第一個症狀是手腳抽筋，並引起肌肉痙攣。持續抽筋會導致心律的改變（心悸），神經興奮及骨骼脆弱（兒童的佝僂，成人的骨質疏鬆或軟骨症），關節酸痛及落齒。

素食中的鈣質

鈣質存於蔬果中，尤以堅果類及豆類為最。以水果、穀類及蔬菜為主的飲食，比肉類飲食更能充分提供人體鈣質所需。

過量蛋白質導致鈣質流失

鈣質與人體的關係非常密切。蛋白質也能幫助鈣質鞏固骨質，但是過量的蛋白質則會造成反作用。世界衛生組織的一份研究報告顯示，富含蛋白質及一般鹽份的飲食會增加鈣質流失量，造成體內鈣質損耗，也是影響數百萬已開發國家婦女，造成骨質疏鬆症的主要成因。

這個奇怪的現象可以如此解釋：蛋白質，尤其是動物性蛋白質消化越多，（特別是肉及燻乳酪）血就越會和蛋白質代謝時產生的乳酸及尿酸作用，而呈酸性。

這迫使人體使用一部分本身儲存的鈣質以平衡過量的酸性物質。就像我們先前提過的，鈣的作用之一是維持血液中的酸鹼平衡。

此外，鈣質形成的皂鹼和消化的脂肪所產生的脂肪酸結合，讓腸子無法吸收。因此大量攝取脂肪會增加鈣質吸收的困難度。

然而要順便一提的是，骨質疏鬆症還有其他成因，像是荷爾蒙或是不同的新陳代謝。但是已有證據顯示，大量食用肉類及燻乳酪（含有大量脂肪及蛋白質）會增加鈣質的流失，讓病況惡化。另一方面，包含必須蛋白質的均衡素食飲食會讓體質呈鹼性（恰好是肉類的相反效果），減少鈣質流失預防骨質疏鬆症，若能配合運動效果會更佳。

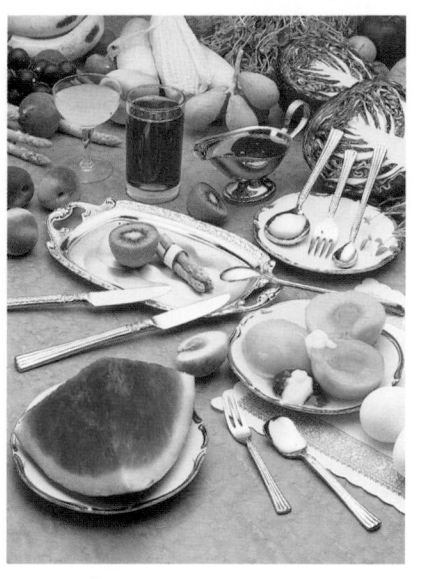

食用肉類及燻乳酪易導致骨質疏鬆症。另一方面，均衡的素食飲食可避免鈣質流失。

動物性食物中，只有牛奶及奶製品含有豐富的鈣質，肉類及魚類中則極少見。

某些食物中的草酸會形成不可溶的鹽類（草酸鹽鈣），而減緩鈣質吸收的速度。某些食物如可可、菠菜及芹菜雖然富含草酸，鈣質也不少。若飲食中含鈣量極高，最好減少這些高草酸食品的攝取量。

磷　質

實際上體內所有的磷都和鈣質結合，存於骨骼及牙齒中。飲食中的含磷量和鈣有著絕對的關係，它廣泛分布在各類食物中，包括植物性及動物性兩種來源，因此任何類型的飲食都不會讓人體匱乏此種礦物質。

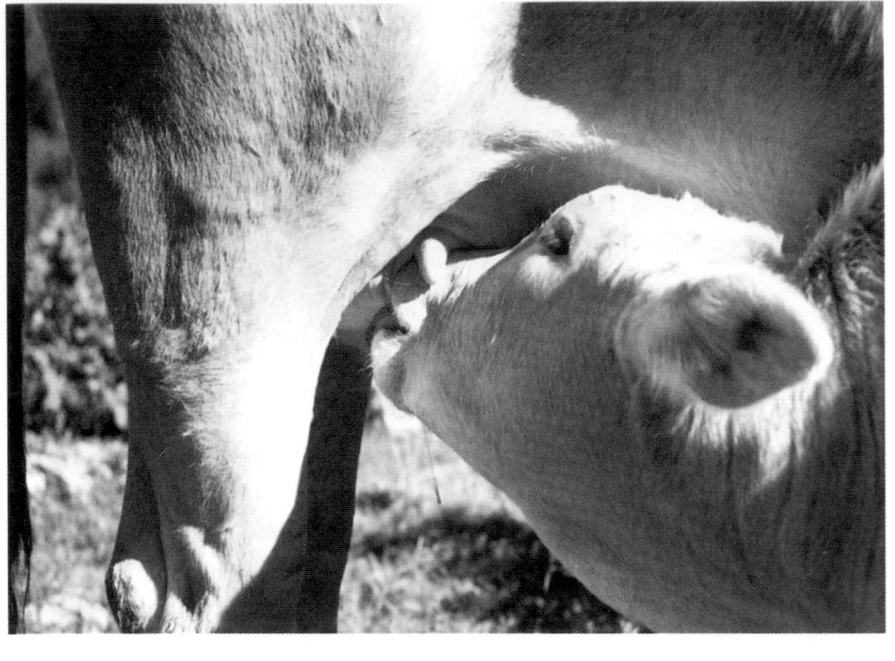

牛奶和乳製品是動物製品中最好的鈣質來源。但是牛奶含有大量脂肪，只適合小牛成長所需，對人類，尤其是成人卻不合適。芝麻和堅果（杏仁、榛果）提供和牛奶一般甚至更多的鈣質，更勝牛奶一籌，因為堅果並不含飽和脂肪酸或任何膽固醇。

相反地，磷主要的問題在於，其過量與否和鈣含量多寡有關。尤其在含有過量肉類的飲食中為最，因為肉類含有大量的磷，卻只有極微量的鈣質。

肉食中過量的磷導致鈣質利用率降低，也可能是肉食飲食女性骨骼疏鬆症高機率的主因。

蔬果類和奶蛋一樣，含磷量都能和含鈣量維持平衡的關係。因此奶蛋素食者較不會有攝取過量磷質的危險。

鐵　質

成人體內含有約三至四克的鐵質。雖然含量極少，但在身體運作功能中佔有十分重要的地位。鐵質大多在血液中，形成部分血紅素，使血液呈紅色並將氧從肺部運送到身體每個細胞。

鐵質在體內並非以分離的化學成份存在，而是與蛋白質化合，否則就會對人體產生毒性，其化合物中以鐵蛋白質最為耳熟能詳。

鐵質每日需要量

人體大部分的鐵質會自行回收利用，因此在正常狀況下，鐵質的流失量微乎其微。但是當細胞從皮膚、消化及泌尿系統的內襯黏膜細胞剝落時，會使鐵質流失。成人的流失量大約是每天一毫克。

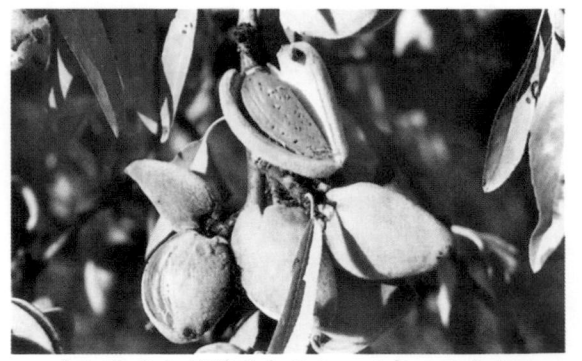

杏仁是富含鈣質的食品之一（每一百克含兩百六十六毫克），而其含磷量（每一百克含四百五十四毫克）能維持鈣質的平衡比例。

食物中的鐵含量

食　物	每一百克食物所含的毫克數	可提供每日建議攝取量的食物克數（十毫克）	食　物	每一百克食物中所含的毫克數	可提供每日建議攝取量的食物克數（十毫克）
乾海藻	28.5	35	蘆　筍	0.87	1,149
啤酒酵母	18	56	馬鈴薯	0.76	1,316
黃　豆	16	63	甘藍菜	0.59	1,695
芝　麻	15	67	杏　桃	0.54	1,852
白　豆	10	100	紅蘿蔔	0.5	2,000
扁　豆	9.02	111	無花果	0.37	2,703
花　粉	9	111	葡　萄	0.26	3,846
開心果	6.8	147	蘋　果	0.18	5,556
葵瓜子	6.77	148	蜜　桃	0.11	9,091
鷹嘴豆	6.2	161	梅	0.1	10,000
燕　麥	4.7	213			
杏　仁	3.7	270	肝　臟	4.8	208
小　麥	3.2	313	牛　肉	1.8	556
松　子	3.1	323	羊　肉	1.77	565
菠　菜	2.7	370	蛋	1.4	714
堅　果	2.4	417	雞　肉	0.89	1,124
韭　葱	2.1	476	豬　肉	0.89	1,124
豌　豆	1.5	667	油漬鮪魚	0.65	1,538
蘑　菇	1.2	833	低脂乳酪	0.33	3,030
青　豆	1.04	962	牛　奶	0.05	20,000
酪　梨	1.02	980	優　格	0.05	20,000

每日鐵質建議攝取量

兒　　童	10毫克
11至18歲青年	12毫克
成年男性	10毫克
11至50歲女性	15毫克
51歲以上女性	10毫克
孕　　婦	30毫克
哺乳期	15毫克

在特定的情況下，需要適度增加鐵質的攝取量：

- **生理期的婦女**平均每個月由經血流失兩毫克以上的鐵質，因此在生理期間，婦女較平日流失兩倍以上的鐵質。

- **懷孕及哺乳期間**，鐵質的需要量增加，但由於懷孕期間生理週期暫停，並不會藉由此管道流失鈣質，因此懷孕及哺乳婦女對鐵質的需要量，和生理期中的婦女是相當的。

- **青春期的男女**，因為成長及初潮的需要，對鐵質的攝取量也相對增加。

- 任何不正常的出血會使鐵質流失，引起貧血。

　　蔬果中的鐵質以三價鐵鹽的方式存在，在動物性食物中，則稱為血紅素，以鐵鹽的方式存在。兩種鐵質在腸內都很難被吸收，只有百分之十至二十來自蔬果的鐵質會被人體利用，而百分之三十的鐵質則來自肉類。因此在估計每日鐵質需要量時，應該要攝取建議需要量 十倍以上的鐵質以確保安全。

素食飲食中的鐵質

　　鐵質在肉類及蔬果類中含量都很豐富，不同的飲食也豐富提供每日人體所需。

　　蔬菜引起的鐵質吸收不良，有兩種補充方式：

- 鐵質在蔬果中的含量較肉類多（除了肝臟之外）。牛奶則含有非常微量的鐵質。

- 已有證據顯示，蔬果中含有大量維生素 C，可大量增加鐵質的吸收達兩倍之多。這就是專家建議每餐攝取富含維生素 C 的蔬果之原因。

　　一般大眾以為素食者可能較肉食者更易缺乏鐵質，其實不然。過去人們認為，肉類富含鐵質，為不可或缺的飲食之一，若不攝取肉類，將有貧血之虞。

　　事實上引起貧血的大部分原因是營養不足，不只影響素食者，亦影響肉食者。

　　今天我們知道蔬果亦富含鐵質，若新鮮蔬果含豐富維生素 C，也可以維持鐵質正常吸收。堅果類、豆類及穀類所含的鐵質較肉類豐富（除了肝臟之外）。製造素肉用的黃豆粉，含有牛肉三倍的鐵質量（牛肉是所有肉類中含鐵量最豐富的一種），世界衛生組織建議每日攝取大量水蜜桃、杏桃、梅、葡萄及葡萄乾做為鐵質完美來源，好消化又易吸收。海藻、啤酒酵母、芝麻、花粉及黃豆也都是富含鐵質的植物。

　　鐵質吸收不良的人、或在鐵質需求量增加的時期，可在三餐飲食之外額外攝取鐵劑。除了化學製成的鐵劑之外，還有其他自植物中提煉的天然鐵劑。

碘　質

　　人體需要碘質幫助甲狀腺合成荷爾蒙。這些荷爾蒙的功能都非常重要的功能：

- 加速養份燃燒以提供能量。（碳水化合物、脂肪及蛋白質）

食物中的鎂含量		
食　物	每一百克食物所含的毫克數	可提供每日建議攝取量的食物克數（三百五十毫克）
葵瓜子	354	99
杏　仁	296	118
黃　豆	280	125
核　桃	169	207
全麥麵粉	138	254
菠　菜	79	443
巧克力	65	538
青　豆	58	603
香　蕉	29	1207
白麵粉	22	1591
馬鈴薯	21	1667
無花果	17	2059
木　瓜	10	3500
橙	10	3500
鱈　魚	32	1094
海　魚	31	1129
羊　腿	23	1522
火　腿	18	1944
牛　奶	13	2692
蛋	10	3500

·兒童神經系統的發展中不可或缺，因此缺乏碘質時，會引起心智成長遲滯。（矮呆病）

　　成人若缺乏碘質，會導致甲狀腺自動肥大，以補甲狀腺素分泌不足。這種症狀亦稱為簡單甲狀腺腫瘤。（除了缺乏碘質之外，還有其他成因）

　　人體對碘質的需求量並不多：每日零點一四毫克就非常足夠了。一般而言，菜

圍的土壤中若含碘質，水果和蔬菜亦會含有充分的碘質。但是有些農地缺乏碘質（一般是因為離海岸較遠），其他的土地則是因為集約農業而耗盡了土地中的礦物質，導致地源枯竭。因此缺碘的情況並不罕見。預防這種情況，做到以下幾點是非常重要的：

·使用海鹽或含碘的鹽。

·多吃海藻類食物。

　　魚類亦含有大量碘質，乃是每日充足飲食不可或缺的一環。

鎂　質

　　成人體內約含有二十至二十五克鎂質，雖然比例不大，卻和鈣、磷同為骨骼架構的一部分。好比鐵質之於血紅素，鎂質亦是合成有色蔬菜中葉綠素的主要成份。

　　近年來，鎂質日益受到重視，事實證明它在許多生理功能中扮演著關鍵性的角色。

　　一般飲食內容很難提供足量的鎂質。堅果類及全穀類食品含非常豐富的鎂量，可是一般人常攝取不夠。農地中的鎂含量亦極少，因為密集農業在土地上大肆濫用化學含氮肥料，導致土壤種植出的作物生化性不安定。植物本身應含有的礦物質量減少了，尤其鎂質是土壤中流失最多的一種礦物質。

　　因此要特別留意鎂質的攝取及缺乏的可能性，並要攝取礦物質等補給品。

　　美國國家學術研究會議建議每日鎂質的攝取量：成年男性為三百五十毫克，成年女性則為兩百八十毫克。雖然大量使用鎂鹽並不會造成傷害，但臨床上卻還未證明鎂鹽具有任何特殊療效。過量的鎂質會經由排泄物排除，具有通便效果。

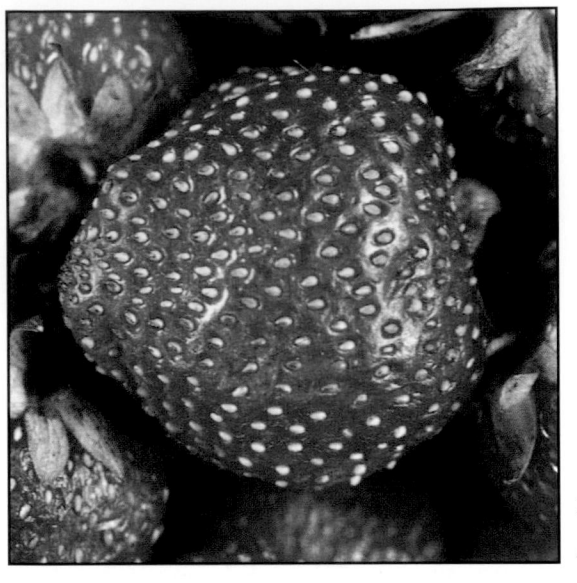

每日鎂質建議攝取量	
兒　童	80-170毫克
十五至十八歲青年	400毫克
成年男性	350毫克
十五至十八歲女性	300毫克
女　性	280毫克
孕　婦	320毫克
哺乳期	355毫克

草莓含有多種豐富的礦物鹽，其中鎂質具有利尿的作用，可用於腎臟疾病治療。

　　以鹽類形式存在的鎂質補給品可作為下列治療用途：

- **精製食品**佔了日常飲食極大比率，導致礦物質不足。
- **生活中**需要增加每日攝取量的特殊情況（成長、懷孕、哺乳）。
- 不同的消化問題**改變腸吸收能力時，**例如結腸炎或腸部外科手術。

功　能

　　鎂質是許多器官中化學反應的催化劑，和養份燃燒及能量製造有關。鎂還在神經系統中佔有重要的地位，控制神經枝節衝動中的傳送。缺鎂會造成下列現象：

- 一般疲勞感。
- 肌肉抽筋、僵硬、眼皮或其他肌肉抽。（以肌肉叢生著名的現象）
- 以不同器官痙攣為趨勢的神經元改造，由以下症狀證明：胃抽痛、結腸絞痛、生理痛、胸口抽痛及心悸等。

　　核果、穀類、豆類及蔬果是鎂質首要來源。如果是包含多種礦物質，並以有機肥耕種的有機蔬菜，如此具變化性的素食，不僅能裹腹，還能充分滿足人體對鎂質的需求量。

承襲傳統顯新意

報章媒體每天以不同的飲食論調轟擊我們。但他們所推薦的膳食常常不是最健康的。因此，我們該怎麼吃，才能吃出健康來呢？

「歐洲防癌法則」是由專家所組成的委員會，他們從歐州共同體各國找出一套飲食法則； 其中第五條便建議：「常吃新鮮蔬果和高纖穀類食品。」

為了保持良好的健康狀況，我們應多吃新鮮植物。水果、五穀雜糧和蔬菜（包括綠色植物、豆類及根莖類）構成人類的基本飲食。它們不僅能提供豐富的營養，還能更進一步預防許多疾病，如癌症。

最初的膳食

現在，歐洲共同體提倡一個理想、可防止癌症和其他退化疾病的膳食，即富含水果、穀物及蔬菜的膳食，它也正是人類最初的膳食。《創世記》乃世界圖書館的珍藏之一，作者摩西約在三千五百年前撰寫，此書在第一章第二十九節便說道：「看哪，我將遍地上一切結種子的菜蔬，和一切樹上所結有核的果子，全賜給你們作食物。」

很令人驚訝吧？起初人類並不是肉食者，而是素食者。我們感謝它，可能就是因為這個原因，人類才能夠存活下來；今日我們知道素食被推薦為一種更健康、更為人體所需的膳食。

> 欲保持健康，
> 新鮮蔬果是必備
> 的基本食物。
>
> 甘　地
> 解放印度者
> 西元 1869-1948

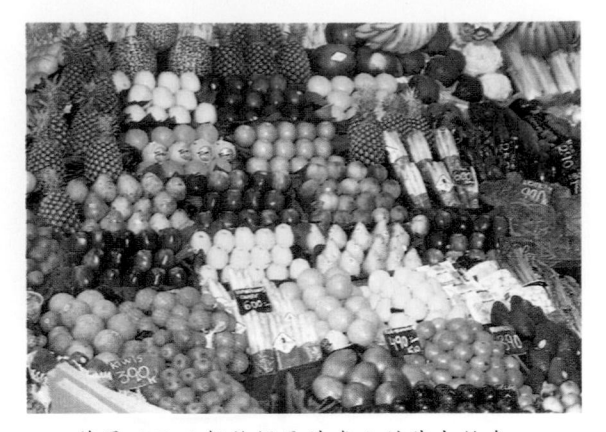

蔬果以及五穀雜糧是許多人的基本飲食，
因而強調出第一對人類素食者的事實。

我們從最古老的家譜《創世記》上所記載的，可以發現到一個很重要的事實：人類放棄最初的素食，開始攝取肉類後，其壽命便遞減……直到今天。

因種種理由，歷史上有許多人仍遵守這最初基本膳食。適當地記住這些資料，可證明素食對健康有很大的益處。

遠　東

佛教、婆羅門教、印度教，這些東方的大型宗教，都是主張吃素。但不強迫信徒必須遵守這規定。佛教和尚吃素，因為素菜容易取得。佛陀教導信徒，不可殺生。佛教「十誡」的第一條便是「避免殺害生命」。不傷害生命、看顧所有活物的原則，則是印度教哲理的基柱。

在基督時代前的數世記，佛教逐漸失去在印度的統治權，後來它傳入中國，成為這偉大帝國的主要宗教。當時有許多著名盛行的箴言流傳下來：「不殺耕牛」、「勿因貪嘴殺害動物。」即使到了今天，包括中國大陸的遠東地區，其北方主食仍是麥、小米和玉米，南方則是稻米。肉和牛奶只有在經濟寬裕下才有機會吃。

到了六、七世紀，佛教擴展到日本，主食依舊是米和豆類。同樣，也只有在環境允許下才能吃魚。

近東國家

我們知道古埃及人是有名的「食穀民族」，他們自古便懂得如何耕種穀物。研究還持續發現到，在木乃伊腸內有五穀存在，顯示他們是以植物為主要食物。

雖然波斯人是無所不吃，但波費立（Porphyry，第三世紀的希臘哲學家暨歷史學家）告訴我們，祭師是禁止吃肉的。

公元前一四〇〇年左右，即發明科學醫藥的數千年前，古以色列人就已獲得上帝的啟示，他們在營養學和衛生學上有一套迄今仍在使用的合理基準。肉類是不被允許為膳食或特別的食物，甚至在當時還被限制食用。豬肉則是不適合人類食用，貝類、甲殼類、動物脂肪、動物血液亦然。今天我們知道這些食物有害身體，因為它們含有大量的膽固醇、尿酸、動物毒素。

中　東
歷史上的第一個素食實驗

《聖經》但以理書上所記載著一件事，引起營養學家的注意：新巴比倫帝國的皇帝征服巴勒斯坦地區的國家，包括猶大國。但以理和他三位年輕的希伯來朋友，從猶大國被擄獲到巴比倫，要他們學習迦勒底人的語言和文化，以便將來在尼布甲尼撒王的皇宮服侍。我們發現，第六世紀以空中花園和各種奇觀著稱的巴比倫，乃是當時古代最富裕、最強大的國家。讓我們進入時光隧道，到達但以理和

他三位被擄朋友所在的皇家餐廳。

但以理說：「原諒我，尊貴的教師，我們不能吃這些食物。」

「你說什麼？這些肉類和酒經過精挑細選，是巴比倫最好的食物！你們怎敢拒絕食用這些佳餚？你們不知道我們所給的這些食物，和王膳一樣嗎？」

「是的，但我們比較喜歡吃豆類和蔬菜，而且我們只要喝白水。」

教師大叫：「你們瘋了！如果國王知道你們不吃這些食物因而體弱無力，我就冒失去職位，甚至生命的危險。希望你們知道我必須為你們的健康負責！」

但以理說：「是的，我們並不想害你。所以你就讓我們來試試看吧！在這十天期間，你只要給我們素食餐點，十天後再來檢查。到時你再根據結果來決定。你可以接受我的建議嗎？」

教師接受這項建議，確信那些奇怪但勇敢的年輕人不會通過測驗。《聖經》但以理書一章十五節說道：「過了十天，見他們的面貌比用王膳的一切少年人更加俊美肥胖。」因此，從那時起，教師給他們豆類和蔬菜吃。

於基督誕生前六世紀，這些年輕的希伯來人，係歷史上記載第一批實行素食的主要人物。但以理和他三位朋友的典範已使其他年輕人起而效法，偏愛素食。

素食到今天成為人們所喜愛的膳食，甚至遠超過新巴比倫帝國的時代。我們可舉出不少運動家、思想家，以及整個家族都吃素的例子，他們在體魄上和精神上都達到非常高的水準。並且，在這幾年的研究（見第十章的圖表）中，也給予《聖經》

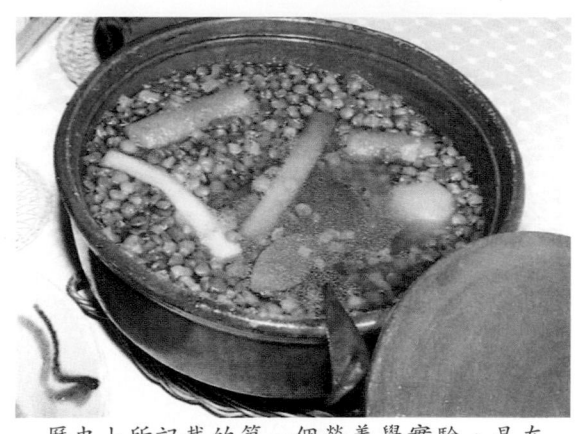

歷史上所記載的第一個營養學實驗，是在公元前六世紀，一群被擄至尼布甲尼撒王皇宮的希伯來年輕人，要求以扁豆、其他豆類、五穀雜糧及蔬菜作為他們的食物。

但以理書所記載的第一次營養學實驗，極高的可信度。

古希臘和古羅馬

營養學上的飲食習慣，可使一個國家經歷幾個定義明確的階段。當國家開始壯大的時候，她的國民通常有儉樸的飲食習慣，主食是以植物為主。一旦國家開始繁榮興旺，國民的飲食會加添肉製品。之後飲食習慣漸形成自我放縱、暴飲暴食的習慣。各時代的歷史學家和哲學家，均注意到這個趨勢；所以他們便下結論，即從飲食習慣中可以看出國家或帝國興衰的原因。歷史還顯示出，當一個國家到達統治的全盛時期時，便有另一個以過著簡樸生活、有良好飲食習慣的民族要興起。

雖然希臘哲學家畢達哥拉斯、蘇格拉底和柏拉圖不算是嚴格的素食者，但他們推薦以植物為主食的膳食，乃自然生命和衛生學課程的一部分。他們反對攝取肉類，是因為他們相信殺害動物不高尚，會貶低人類的靈魂。

在黃金世代水果是主食；
無人敢以帶血的肉類污染他們的口。
鳥兒可以自由自在翱翔於空中；
膽怯的兔子可以無拘無束在草叢奔馳；
魚兒毋須害怕偽裝的魚鉤。
所有的活物都可享受
真正的寧靜與祥和。

甌　德

拉丁詩 / 公元前一世紀

羅馬帝國的公民毫不在乎那些智者和哲人的話，只圖達到暴飲暴食、狂歡作樂的膳宿條件，但最後卻造成羅馬帝國的墮落；羅馬帝國於第五世紀即結束在野蠻人的手中。到了中古世紀素食主義差不多已被大家漠視了。只有一些修道士仍追隨健康簡樸的素食膳食。

歐洲國家

文藝復興時代（第十六世紀），興起了一股文藝復興古典希臘文化的風潮。他們研究畢達哥拉斯、希波克拉底，以及其他希臘智者、哲學家、藝術家和科學家，如達文西、凡沙利歐（Andrea Vesalio，發現素食在營養學上的價值）等人的作品。然而，只有少數有識之士知道且願意執行這些觀念。大部分群眾的健康觀念仍非常貧乏，他們認為那些不適合每日攝取的肉類和香腸，乃是最佳食物。

到了十八世紀末、十九世紀初，第一批素食組織在英國成立。由一群可能是聚集在都會區、過著有害健康生活及營養不均的居民，藉著工業革命，揭起一場飲食的社會運動。這些發生在英國的健康膳食運動，也輸出到大英帝國的殖民地，特別

是到了北美洲，素食運動在此發揚光大。

北美洲

麥特卡費（William Metcalfe）是名英國神職人員，他於公元一八一七年移居到北美。他帶著四十一名跟隨者從費城登陸，這個素食運動帶給這新世界一個鉅大的衝擊。葛藍（Sylvester Graham）則是位年輕的長老教會牧師，他成為麥特卡費在北美的第一批門徒。葛藍逐漸成為人類膳食歷史上的人物，因為他提倡全麥麵粉的運用，並實行生麵團發酵的原始烹飪法。著名的全麥酥餅（Graham Cracker）使他名垂不朽。

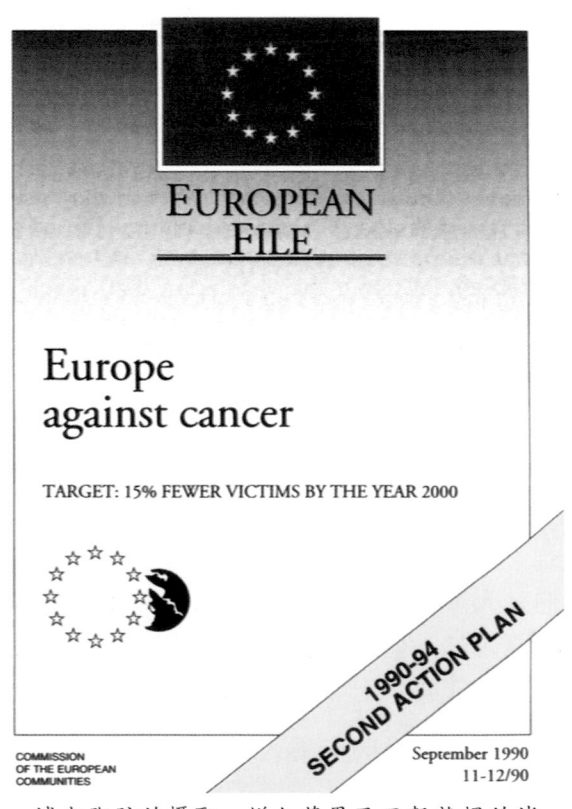

減少脂肪的攝取、增加蔬果及五穀雜糧的消費，乃是「歐洲十大防癌法則」中的一條。（圖內說明）：歐洲檔案 / 歐洲防癌 / 目標：到 2000 年前減少 15％ 的受害者。/1990-94 第二行動計劃 / 歐洲共同體委員會 /1990 年 9 月 90年 11-12 月

目前醫療機構和各療養院所都極力建議，減少肉製品的攝取，增加蔬果及五穀雜糧的食用，這樣的想法早在一世紀前即由北美的健康改革先鋒所提倡。

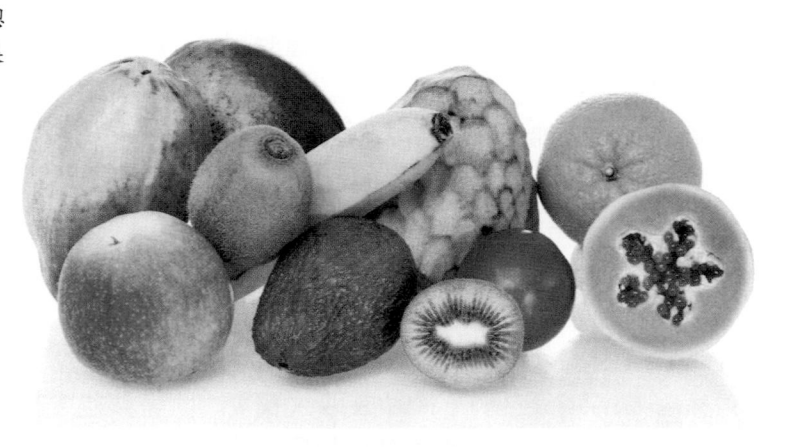

家樂氏博士，健康改革先鋒

另一個興旺營養學和健康生活之運動的領袖，乃十九世紀末葉的家樂氏（John H. Kellogg）博士。在基督復臨安息日會的贊助下，他於伯特克利市（美國密西根州）創建了第一個，也是當時西方世界最重要的療養院，他在治療法上的大革命，便是使用素食療法、水療法、按摩、日浴法。我們應該還記得在當時十九世紀中葉，醫生仍依照蓋倫（Galen）的幽默理論，使用他那套英雄式、沒有科學基礎的療法，例如：通便、放血、開處方汞、使用蕃木鹼以及其他有毒藥品。他們對於健康飲食、物理療法、衛生學以及一般預防藥物的重要性毫無概念。

在基督復臨安息會的伯特克利市療養院附近，以科學為基礎的自然療法先鋒，在預防和治療兩方面均享有盛名的，顯然是由威廉斯（家樂氏博士的弟兄）所帶領的家樂氏食品企業。今天，經過幾乎一世紀的時光移轉，早餐的全麥穀類被統稱為「家樂氏營養穀片」（Kellogg Breakfast）。

成為領導者的婦人

在這些健康改革先鋒中，以一名於十九世紀中葉進行改革的美國婦人，最引人注目，她的名字叫懷愛倫（Ellen G. White）。她僅受過極少的正規教育，卻能在漫長一生中寫出超過十萬頁的著作，許多著作都跟健康、飲食有關，直到今天她的著作仍以許多不同的語言發行。

在一八六三年只有極少數人知道，飲食對預防疾病具有決定性的影響力，更少有人了解膽固醇、脂肪對心臟疾病（冠狀動脈硬化症、心臟病）的重要性，懷愛倫堅持提倡不含動物脂肪的素食（水果、五穀雜糧和蔬菜）。她還建議使用橄欖油來代替奶油，並適度攝取全脂牛奶和雞蛋。

她在一百年前提出這些警告時，只有幾人願接受她的飲食改革。當時還不知如何以科學方法來證實這些警告。但到了二十世紀中葉，心血管的疾病正迅速在開發國家蔓延，因此這些國家便針對營養學以科學方法尋找其病因。所以在六十年代中

期有了結論，卽膽固醇存在於動物脂肪內（肉類、香腸、奶油及蛋黃），它是引發動脈硬化症（動脈硬化、窄化）的主要原因，其它原因還包括抽菸、缺乏運動以及壓力。

今天全世界都很關心膽固醇的問題，因此許多產品上的標籤都註明：「不含膽固醇」。記住，唯有動物製品含有膽固醇，植物製品沒有；因此我們很清楚看出懷女士所推薦的素食，對預防心臟疾病和其他循環系統疾病有許多益處。北歐中歐有眾多國家，在傳統上會攝取大量奶油。健康機構便提出一些活動以鼓勵民眾控制奶油的攝取，並以蔬菜油代替。中歐人民的「奶油攝取過量」，使得歐洲共同體不知如何解決這問題。同樣，他們希望民眾攝取脫脂牛奶，因為那些食物含有較低量的動物脂肪（每公升低於30-40公克的牛奶），他們更建議不該濫食精緻糖類，這些建議正是早在一百年前的懷愛倫所提出的。

這位女先鋒在健康教育上顯示另一個要特別了解的主題，便是飲食和癌症之間的關係。她建議少吃肉類，多食植物性食物（水果、五穀雜糧、蔬菜），以預防癌症。當時很少人願意聽她的忠告。但今天，正如我們所說，「歐洲防癌法則」勸我們多多食用富含高纖的蔬果和五穀雜糧。且沒有人再建議多吃肉，反而建議要少吃肉，以植物性食物代替。我們從肉類的攝取和結腸癌之間的關係，可明顯看出。

公元一九九三年三月四日，著名的醫學雜誌《新英格蘭醫學期刊》公佈一篇由羅馬琳達大學公衛系（它位於加州）鍾沙伯博士所寫的研究結果。報告上說平時多

食用堅果類，因為它含有豐富高營養價值的植物蛋白質和脂肪，可降低血膽固醇的濃度。在一九〇五年懷愛倫已說過，胡桃和杏仁等的堅果類，能夠取代肉類的地位，並建議平時可定時食用。至於最近有人把它視為補充品，作為聚會和宴會上的「點心」，則沒有太大的食用價值。

這位著名女士的教導，對一百三十年前美國剛興起的素食運動和健康改革，貢獻了極大的助力。她也是第一群指出「菸草有害」的人之一，當時沒有人懷疑菸草會致癌，甚至醫生還視它為處方。她同樣也指出使用藥品和酒類的危險。

社會應感謝褒獎這些公共衛生的先驅者。他們改革的目標是為了確保人類在靈、智、體三方面能有最高的良好發展。他們做到了！他們的教誨，對於凡關心個人和團體之健康和福祉的人，以及在有意無意之間遵行其原則的數百萬世人來說，一直都是個重要的參考指標。

結　論

正如我們所看到的，歷史上有許多人選擇了素食，無論他們是為了健康的益處，抑或是因為在哲學或宗教上的動機；選擇以蔬果、五穀雜糧為主的膳食，並不是一時的流行，也不是一種極端的想法，而是在人類的創造史上一個最初的古老原則。

素食主義或許對一些人來說仍屬新穎，但對於那些數千年來已從素食飲食中獲益的人來說，卻一點也不陌生。

長壽村健康的奧秘

卡帝爾船長說：「病重的水手要留在這座印第安小島上，其他健康狀況較好的船員和我繼續啓程，前往聖羅倫斯河口。」

那是法國航海探險家，傑克卡帝爾的決定，他在三個月前自歐陸海岸啓程。爲了前往加拿大探險，而來到聖羅倫斯河。當時是一五三四年，一個尚不知壞血病導因的年代，因此壞血病正無情地殘害著這些遠渡重洋水手的健康。航程中，他們只吃肉乾、臘腸、小麥和魚。由於長期缺乏新鮮蔬果，使得這些船員嚴重缺乏維生素C，身染壞血病，病重者甚至賠上性命。

當卡帝爾下定決心將部分船員留在島上時，已有二十六名船員因壞血病命喪黃泉。

我們並不清楚卡帝爾將船員留在島上的動機，有可能是惡意拋棄。也許當時他自認在幫助那些水手，至少讓他們能安眠黃土，而非漂流在冰冷汪洋的某一角－－安眠在陸地上是每個水手臨終最大的願望。也有可能是他急切盼望探險成功，而將那些可能會延誤計劃的船員拋棄在小島上。了解到這一點之後，他不得不痛定思痛，做下決定。

啓航時，卡帝爾船長在船頭對沙灘上患病的船員喊著：「我們回程時再來接你們，願上帝眷顧保守你們！」

一個民族的
昌盛與否，
主要取決於其
飲食形態。

赫伯特史班塞
英國哲學家
西元 1820～1903

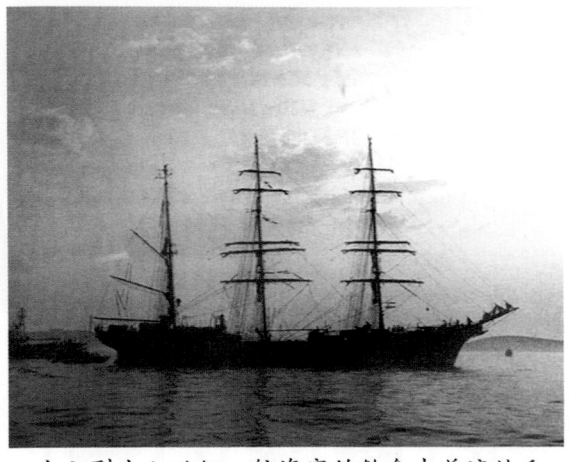

十六到十八世紀,航海家的飲食中普遍缺乏新鮮蔬果,引起壞血病並導致死亡,一直到他們發現,每日只要一粒檸檬就足以預防這種可怕的疾病,情況才稍微改善。肉類和蛋類中不含任何維生素C,奶製品中則含量極微。

當時船上的水手,沒有一人認為留在島上的同伴能夠倖存,也不抱著再見到他們的希望。

幾個月後,他們自聖羅倫斯河考察的回程中,卡帝爾船長在當初留下病重水手的同一座小島停泊,擺在眼前的事實著實讓他又驚又喜:「他們全都安然無恙!」

卡帝爾船長喜出望外,因為那些原本病得奄奄一息的水手們,現在個個又壯又健康。島上的印第安人慷慨和水手們分享當地所產的新鮮蔬果及其他天然食物;理想的飲食戰勝了壞血病!印第安人簡單又自然的飲食使這些得到壞血病的水手重新找回健康與活力,因為他們過去的飲食以魚肉為主,雖然富含蛋白質及熱量,卻嚴重缺乏維生素及蔬果中才有的養份。

無論在過去歷史或現代生活中,都有許多例證可循,遠古時代的人們遵循以素食為主的簡單飲食,因此獲得了活力與長壽。

但是有沒有特別的證據可以證明素食的好處呢?根據現代科學,素食者的健康狀態如何?

沖繩縣的居民

沖繩島上的居民以素食為主(穀類及蔬果)。無論是長壽、生殖力;退化引起的疾病或癌症的低罹患率,都吸引了大批研究者的注意。

第二次世界大戰期間,一群陸軍軍醫在沖繩島上,對戰役中罹難的島民進行一連串解剖驗屍的研究工作。他們發現即使是高齡的島民,體內不但無任何腫瘤動脈硬化的徵兆,也沒有關節炎或其他退化引起的疾病。

中亞的胡薩居民

胡薩山谷位於巴基斯坦北方,靠近中國的邊界,四周環繞著地球上數一數二的高山峻嶺:興都庫什山脈及喀拉崑崙山脈。恆河的支流越過胡薩山谷,形成一條極深的溪谷。山的兩旁由當地居民開墾成梯田以種植水果及穀類,尤以杏桃為最。

這偏僻的山區,因為居民的長壽而染上了一層謎樣傳奇的色彩。它獨立的地理位置讓當地居民得享健康自然的生活習慣,也許數千年後亦是如此。胡薩山谷內居民的長壽及完美的健康狀態吸引了許多學者的注意。有很長一段時間,長壽與否一直被歸屬在遺傳基因的範圍。但是這些有趣的研究證明了,環境比遺傳扮演了更重要的角色:素食、晴朗乾燥的氣候、簡樸節制的生活及充分運動。

北美傑出心臟病專家圖米醫師及懷特醫師在一九六四年造訪當地,並做了幾項研究,發表在「美國心臟期刊」。宣稱

胡薩居民日常飲食，以新鮮水果、乾果、堅果及多種蔬菜及穀類（大麥、小麥及粟米）爲主。他們一年只有一至兩次的機會在宴會時食用羊乳及小羊肉 。

　　研究二十五名九十歲至一百一十歲的男性後，這些醫師結論，他們的血壓、膽固醇值及心電圖均正常。在胡薩走廊，沒有人聽過什麼是癌症、心臟病、糖尿病及早熟症。

　　但不幸的是近幾年來，胡薩人民的健康卻大不如前，文明的魔掌指染到當地居民的飲食習慣：罐頭食品、甜食及加工精製食品。首先出現的問題是蛀牙及消化系統疾病，這是以前未曾有過的。儘管如此，他們仍是地球上最長壽的民族之一。

尼泊爾的雪爾帕人

雪爾帕人是喜馬拉雅山崎嶇高地的居民，以旺盛的體力著稱。所有到埃佛勒斯峰或其他山區的考察工作，都有賴這一群雪爾帕腳伕才得以完成。諾格是陪同英籍登山家希拉瑞爵士第一次成功登上埃佛勒斯峰的雪爾帕人，他在自傳，「雪中勇者」中提到：「馬鈴薯是我們主要的作物，也是雪爾帕人的基本飲食，就像米食之於印度人和中國人一樣。喜馬拉雅山區種植的多品種馬鈴薯生長在高海拔（4500 公尺）處，提供較遠區域的飲食所需。其他飲食中的基本食物則是大麥（生長於海拔 4000 公尺處）及小麥（3000 公尺）。雪爾帕人自他們以馬鈴薯及穀物餵養的綿羊、山羊或犛牛取得牛奶及乳酪。雪爾帕人很少吃肉，尤其佛教徒全爲素食者。」

奧托米印第安人

奧托米印第安人住在墨西哥中部的高

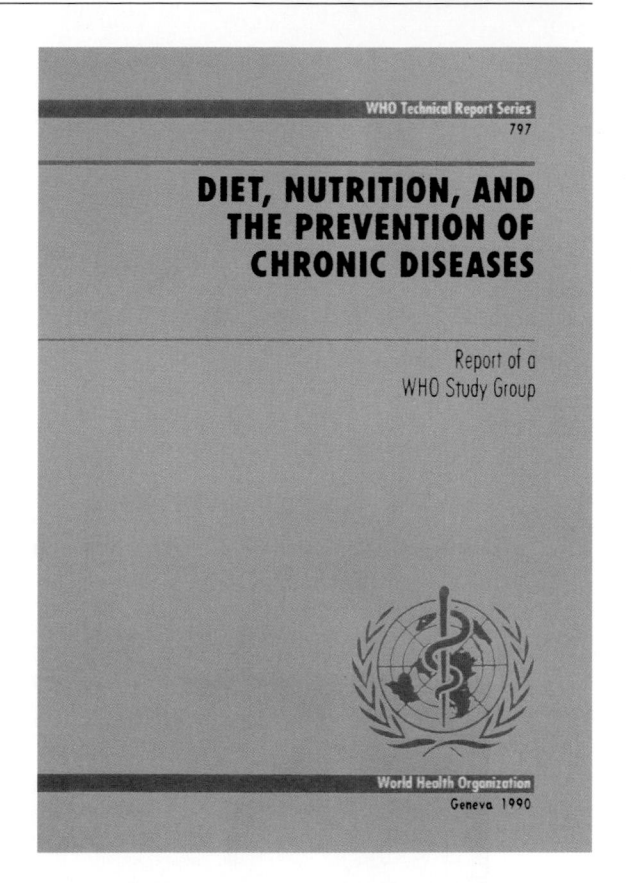

地，以蔬果爲主食：伴及玉米碎做成的玉米餅、豆類及各種不同的蔬菜。針對當地居民所做的研究刊載於美國公共健康期刊，文獻記載顯示當地人都極健康。肥胖症、動脈疾病、高血壓或癌症在此地都非常罕見。

英國人民

　　七〇至八〇年代，有許多針對英國人民設計的不同研究，以確定素食者是否能自飲食中攝取足夠鈣質，使骨骼強壯。最後的結果讓研究者非常吃驚：奶蛋素食的飲食含鈣量竟較一般雜食者的飲食爲高，骨骼中亦含有大量的鈣質及礦物質。就同齡者而論，當雜食者日漸流失鈣質使骨骼疏鬆時，相同的情況並不會發生在素食者身上。

胡薩山谷

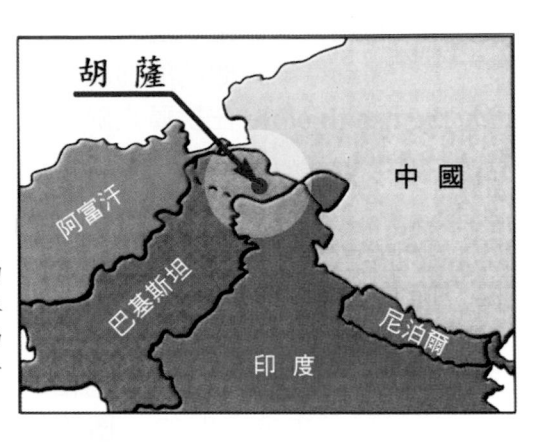

胡薩山谷位於世界海拔最高的兩大山脈間：中亞的興都庫什山脈及喀拉崑崙山脈。以政治主權而言，這個區域算是巴基斯坦的一部分。居民大部分為回教徒。

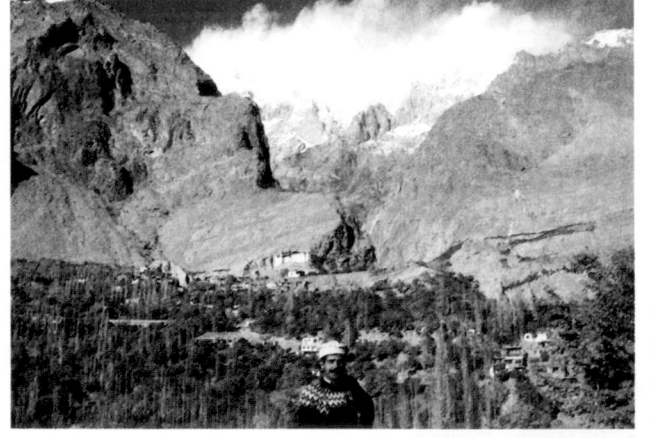

胡薩山谷是一個充滿魅力又神秘如謎的區域，以其壯麗的景色及居民的長壽著稱。

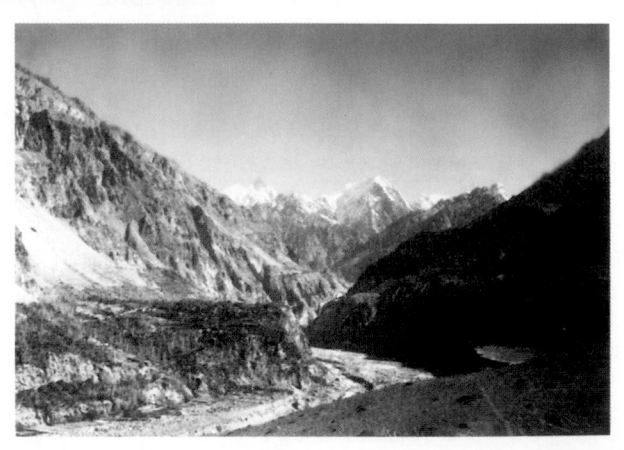

山區的梯田上，胡薩山谷的居民種植果樹（大部分是杏桃）及穀物，穀物是這些長壽居民的主食。

的傳奇

進入胡薩山谷要先從巴基斯坦的首
都，伊斯蘭馬巴德，行經一條又長又
陡峭的山路才能到達。

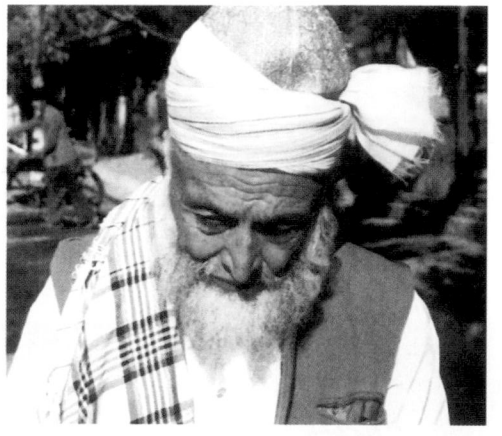

胡薩山谷中受人尊敬的百歲人瑞之
一，雖然高齡已屆一百零五歲，仍
然老當益壯，神采奕奕。

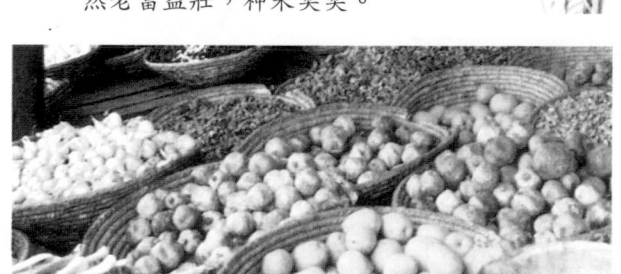

胡薩山谷的市集中有各式
各樣高品質的新鮮水果、
堅果及穀類。

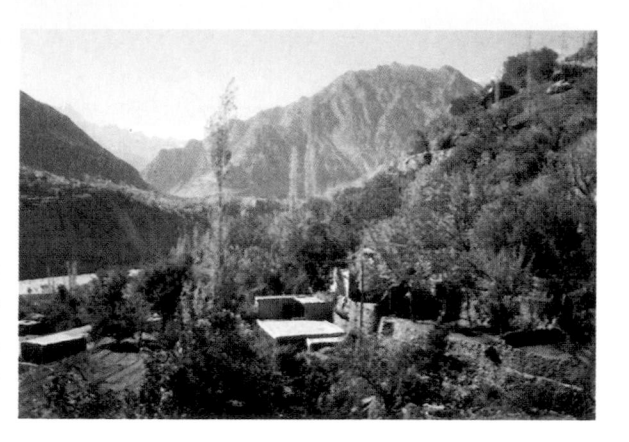

研究報告顯示，似
乎素食飲食，寧靜
的生活及純淨空氣
就是胡薩山谷居民
長壽的秘訣。

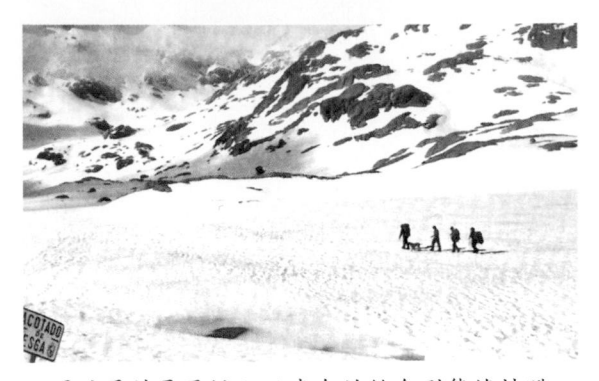

尼泊爾的雪爾帕人以素食的飲食型態維持體力及活力，使得他們在喜馬拉雅各探險隊中成為不可或缺的一員。

(續 73 頁)

基督復臨信徒

另一群引起研究者極度興趣的，則是廣佈世界兩百零四個國家的基督復臨安息日會信徒。復臨信徒大部份採素食飲食（有些則是採用嚴格忌食奶蛋製品的全素飲食。）含有大量水果、全穀類及蔬菜。此外，他們的生活方式也十分健康，不抽菸飲酒，更不接觸毒品。復臨信徒遵循此種生活模式已有百年以上，成效卓著。

這種生活模式的影響力非常驚人，也為世人帶來健康長壽的人生，引起全世界研究者的目光。有些著名的科學期刊發表有關復臨信徒健康的研究。

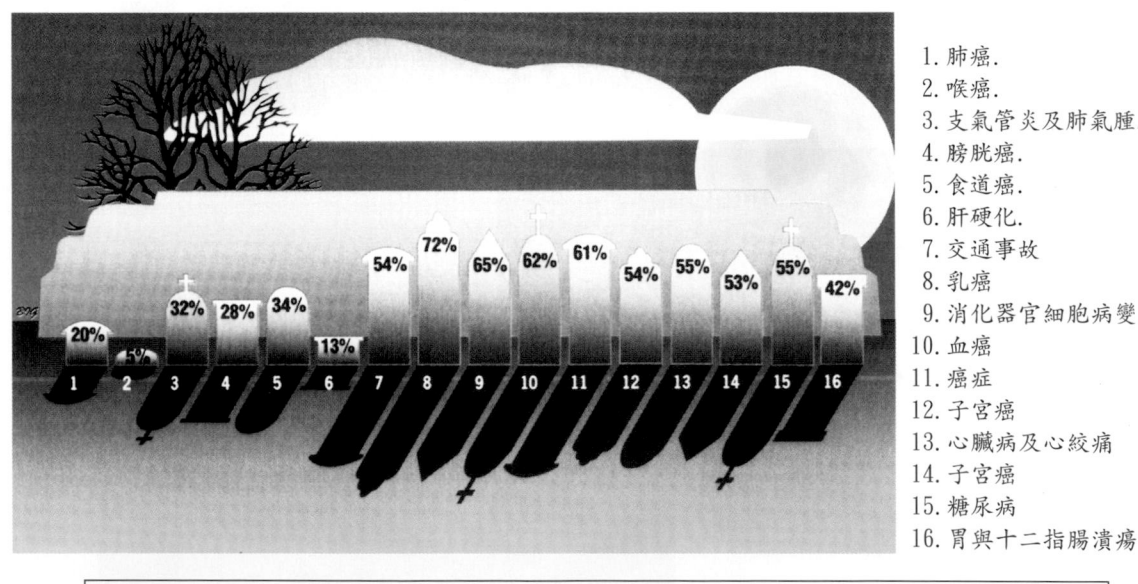
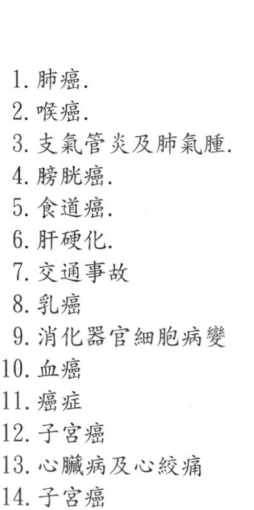

1. 肺癌.
2. 喉癌.
3. 支氣管炎及肺氣腫.
4. 膀胱癌.
5. 食道癌.
6. 肝硬化.
7. 交通事故.
8. 乳癌.
9. 消化器官細胞病變.
10. 血癌.
11. 癌症.
12. 子宮癌.
13. 心臟病及心絞痛.
14. 子宮癌.
15. 糖尿病.
16. 胃與十二指腸潰瘍

復臨信徒和其他人口死亡人數之比較

圖表顯示復臨信徒和非信徒之間，罹患每一項疾病比率之比較，這些圖表是經由在加州對27,530名復臨信徒的死因，所做全面性調查而得的數據。這些圖表顯示了：同樣以27,530做為基數，復臨信徒中有十三名死於肝硬化，非信徒則有一百名。和其他人口比較，可清楚地顯示復臨信徒罹患癌症及心臟病的機率，明顯遠低於其他非信徒。

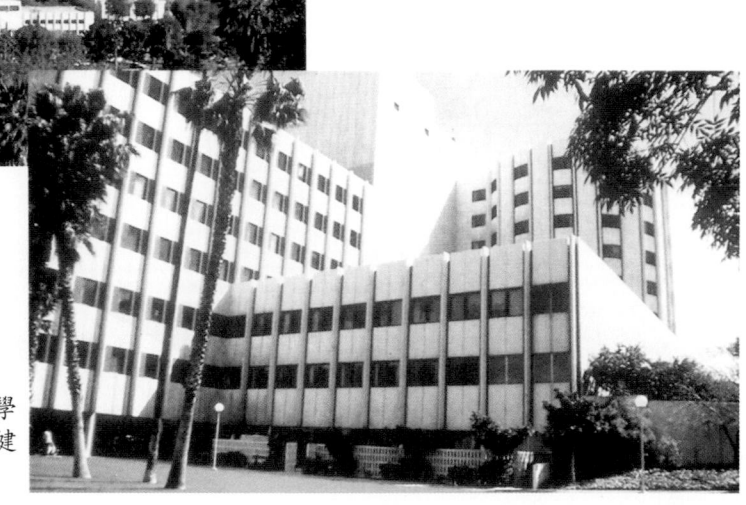

美國加州，羅馬林達大學的醫院及醫學院，基督復臨安息日會所屬機構之一。

除了是國際認證的高科技醫學中心，羅馬林達大學也指導健康看護及生活方式的研究。

現今有超過兩百五十份研究報告，乃是針對這個由不同文化及種族的團體而提出。這些報告中，均證明復臨信徒的健康狀況比其他族群良好。

· 低心臟病罹患率 （較一般人口減少百分之四十五的機率。）

· 低癌症罹患率，兩邊的肺（可由菸草的節制來解釋），胃或結腸（可能和含極少量肉類的飲食和素食飲食有直接的關聯）的細胞病變率都會較少。復臨信徒罹患乳癌、前列腺癌或其他和飲食習慣無直接關聯的癌症機率較小。

這顯示了飲食及生活方式不只會影響單一器官，也會在全身發揮影響，達到預防的果效。這個有趣的事實引起了全世界傳染病，及公共健康學者的廣大注意，如此的重視，使得像美國國際健康機構如此具威望的組織，投資了上百萬美金在研究基督復臨信徒的健康上。 這些官方機構的研究，正致力於將復臨信徒的生活習慣和飲食模式，落實到其他人口上。

復臨信徒的立論基礎？

許多研究者都有相同的疑問：基於什麼理由使得復臨信徒採用此種健康的生活方式？他們的動機又是什麼？第一點，他們以摩西在創世紀中提到，上帝將人類創造為素食者為立論基礎。[6] 穀物和水果是人類所吃的第一種食物。

第一點，復臨信徒說，上帝最初供應人類的飲食一定是最符合人體所需的。他們說得沒錯，這些歐聯的著名機構都推薦「水果、新鮮蔬果及高纖維的穀物」。營養學界不斷進行著進一步的研究，事實也越來越明顯，世界的飲食潮流有必要回歸

---

6. 創世記一：29.

復臨信徒的長壽狀態

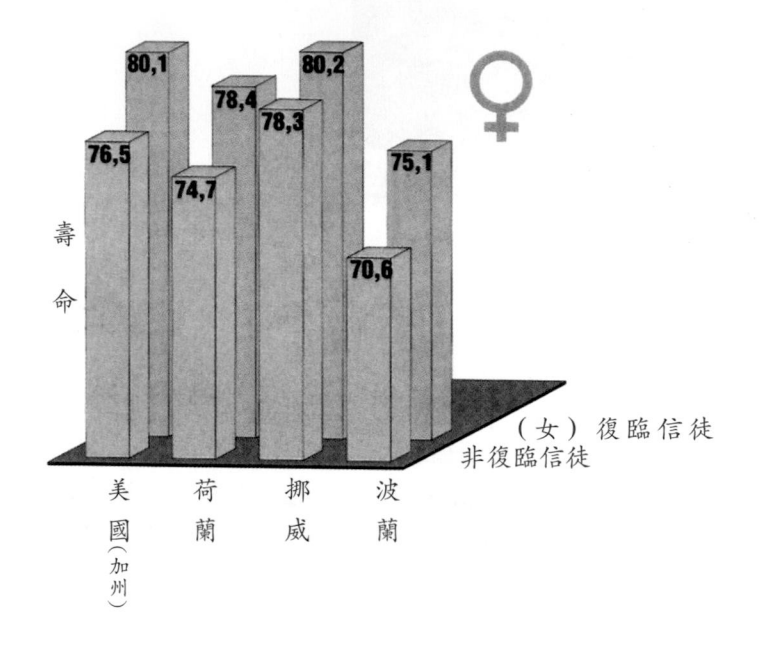

壽命

80,1　78,4　78,3　80,2　75,1
76,5　74,7　　　　　70,6

♀

（女）復臨信徒
非復臨信徒

美國（加州）　荷蘭　挪威　波蘭

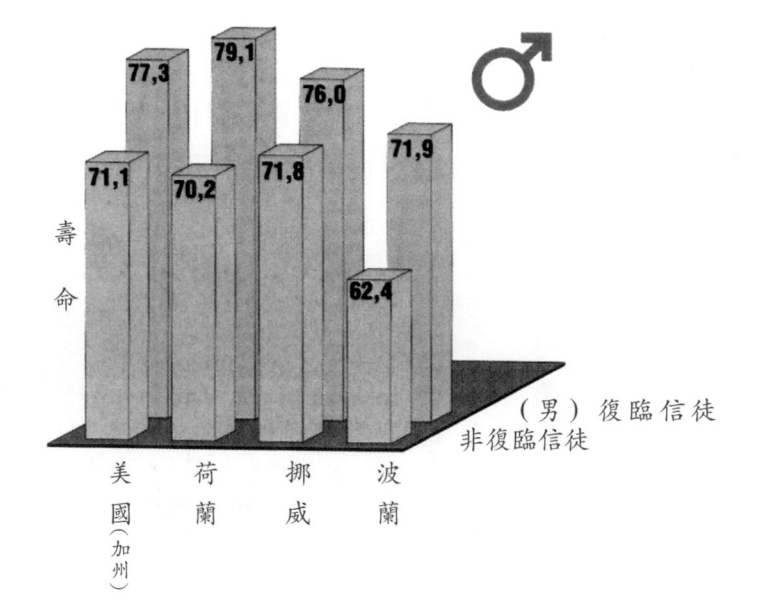

壽命

77,3　79,1　76,0
71,1　70,2　71,8　71,9
62,4

♂

（男）復臨信徒
非復臨信徒

美國（加州）　荷蘭　挪威　波蘭

在美國、荷蘭、挪威及波蘭的許多研究中，發現女性復臨信徒的平均壽命較其他人口多出 二至五年。

在男性中復臨信徒和其他人口的差距更大，可能是心臟血管疾病的低罹患率，讓信徒與非信徒之間的壽命相差了四至十年。

從社會健康的角度來看，這些結果很讓人振奮，也喚起了世界各大著名機構，例如世界衛生組織研究者，對復臨信徒生活型態的興趣。

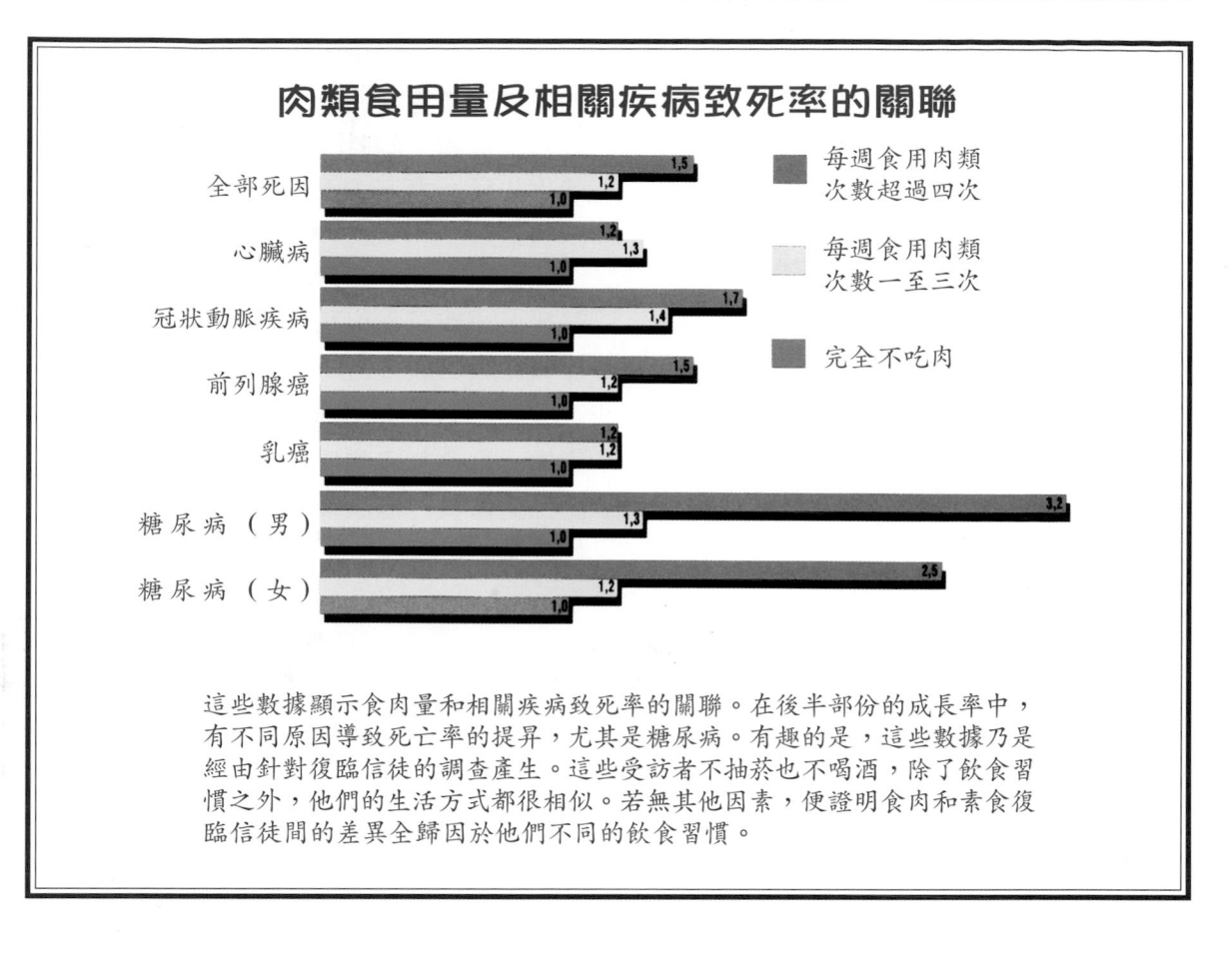

肉類食用量及相關疾病致死率的關聯

圖例：
- 每週食用肉類次數超過四次
- 每週食用肉類次數一至三次
- 完全不吃肉

疾病	每週食用肉類次數超過四次	每週食用肉類次數一至三次	完全不吃肉
全部死因	1.5	1.2	1.0
心臟病	1.2	1.3	1.0
冠狀動脈疾病	1.7	1.4	1.0
前列腺癌	1.5	1.2	1.0
乳癌	1.2	1.2	1.0
糖尿病（男）	3.2	1.3	1.0
糖尿病（女）	2.5	1.2	1.0

這些數據顯示食肉量和相關疾病致死率的關聯。在後半部份的成長率中，有不同原因導致死亡率的提昇，尤其是糖尿病。有趣的是，這些數據乃是經由針對復臨信徒的調查產生。這些受訪者不抽菸也不喝酒，除了飲食習慣之外，他們的生活方式都很相似。若無其他因素，便證明食肉和素食復臨信徒間的差異全歸因於他們不同的飲食習慣。

(續 77 頁)

到以蔬果穀類為主的素食飲食。

這種飲食導向目前正由西方國家極力倡導，可預防致命疾病的高罹患率、心臟病及癌症。此外，解剖研究報告中證實，人類的消化系統和肉食性動物比較起來，較接近草食性動物。雖然人類適應力強，可消化各種食物，但是以解剖學的角度看來，人類基本上是被設計為素食者。

第二點，復臨信徒堅持保羅所說：「豈不知你們的身體就是聖靈的殿麼。這聖靈是由上帝而來，住在你們裡頭的。並且你們不是自己的人。因為你們是重價買來的。所以要在你們的身子上榮耀上帝。」[7]

基督徒相信自己受創於上帝，因此並不認為人類是由演化而來；他們堅信自己是來自上帝的贈禮。因此基督徒認為有責任照顧並尊重自己的身體！因那是慈愛的造物主不可思議的頂極創作。透過人類解剖學及生理結構，復臨信徒非常了解健康的身體並非偶然而來，而 是來自對上帝自然律法的尊重。

第三點，復臨信徒的心中有希望及盼望。這是讓人健康有活力的最佳原因。他

7. 哥林多前書六：19~20.

們有了「新天新地有義居在其中」[8]的應許做爲健康的基礎，那裡沒有痛苦，所有的人和大自然一起享受在天地首創之初曾擁有的光輝及美好。

在所有的基督徒所盼望的這光榮的世界裡，人和動物都毋須恐懼死亡。在那裡，「豺狼必與羊羔同食，獅子必吃草與牛一樣」[9] 沒有生物會傷人或其他生物。所有的生物，包括肉食動物在內均爲素食，所有生活會回到天地初創時一般純淨。

---

8. 彼得後書三：13.
9. 以賽亞書六十五：25.

有一位信徒說：「聖經說明人類起初如何成爲素食者，當世界被更新時也會再成爲素食者，同時，爲何不實行人類的理想化生活，和自然聯結？」

■ ■ ■

許多人和社會團體由於不同的理由和動機，一致認爲以蔬果爲基礎的飲食對人體最健康也最符合所需。

在肉食主義深植人心的西方已開發國家中，素食飲食的風潮正持續加溫。人們的生活習慣、健康及科學也都加入這道時代改革的洪流中。

改變的好理由

我們現正身處於一股風潮當中，人們再度對素食起了極大興趣，較過去的熱度有過之而無不及。但不同的是，過去素食飲食的擁護者，大多是因身處科學或哲理的環境中，觀念受到影響的成年人。但今日則多是年輕人，他們滿懷熱誠地追求更簡樸，更自然的生活型態。

在美國，許多著名的大學，例如耶魯大學等，都提供學生包含完整的生機素食餐點。漢堡及其他附帶薯條的肉類製品，多年來一直廣受已發展國家青少年的青睞，而現在也已被以豆類、各式全穀類、沙拉及不含色素、添加物及防腐劑的有機蔬菜等為主的食品取代。

促進健康的動機

直到七〇年代，營養專家仍將焦點放在飲食缺乏上一建議人們吸收足夠熱量，而非注重飲食的品質良莠與否。二十世紀的前半期，人們仍陷於對蛋白質的迷思之中。大眾普遍認為應該大量吸收蛋白質（遠超過人體的需要量），而最好的蛋白質來源便是肉類製品。

但是近年來，營養專家學者有了新的結論，認為飲食的質較量重要許多；人體對蛋白質的真正需求量也較理論量來的少，而已開發國家的營養問題，正在於肉類、脂肪及糖類的過量攝取，及蔬果類（蔬菜、穀類及水果）的缺乏不足。

智慧取決於
抉擇的藝術

柏納，詹森
當代醫師

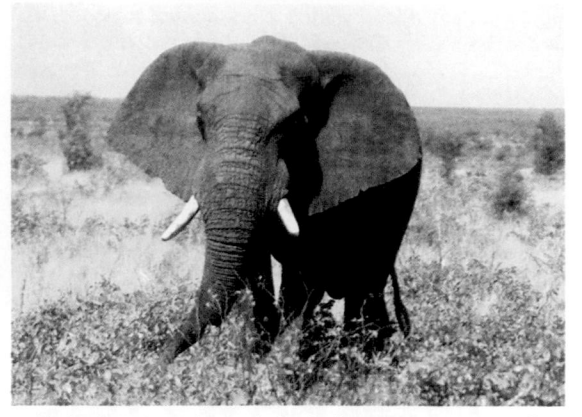

草食性動物的抵抗力較肉食性動物為佳。犀牛和象均屬於草食性動物，大概算是動物中最強壯的了。

近來無論是國內或國際上，有越來越多研究學者、預防醫學專家、官方機構及組織都公開支持素食飲食。媒體傳播的資訊不再是大量的肉類飲食。取而代之的，乃是人體需要大量攝取蔬果的新論點。

美國飲食協會向以公正客觀的宣告受大眾認可，該協會在一九八○年聲稱：「有越來越多科學證據，支持以蔬果為主的飲食和退化慢性病，如肥胖、冠狀動脈硬化、高血壓、糖尿病、結腸癌及其他疾病的預防，有正面及絕對的關係。」

以道德為出發點

有許多人覺得應該為了道德因素吃素（蔬果及穀類）。顯然地，這不是單只能以科學規範衡量的，每個人都有決定的自由。在這個範疇內，我們都得寬宏大量一這是今日人人所絕對需要的特質，學習尊重其他人的觀點及信念。

尊重生命

為了尊重生命，不殺生而吃素是由來已久的原因。東方的宗教例如佛教，所表現是慈悲為懷的精神及對動物的憐憫，有許多人更傾向將生命的輪迴作為吃素的緣由（任何動物都有可能是人類靈魂的宿主），甚於對動物生命本身的尊重。總之，遠東地區當然有許多人，自古以來就盡量避免因口腹之慾而殺生。同樣的理念在古希臘及羅馬中亦然：畢達哥拉斯及其他學者認為，為了食物殘殺動物會污染人類的心靈，並讓人性變得殘暴。西元前五世紀的希臘哲學家，Empidocles，曾提出這樣的疑問：「如此可怕的殺戮行為要到何時才會停止？」

縱觀世界歷史，有許多藝術家、哲學家和科學家分享這些有關動物的看法。包括達文西、甘地、愛迪生、蕭伯納、泰戈爾及托爾斯泰都是素食愛好者。看著孩子因喜歡小雞和其他馴養的動物，而進一步了解，為了口腹之慾而犧牲動物的行為，基本上是有違人類本性的。

被造受苦

殘殺動物不只在不同的國家及族群間，興起了一連串有關道德倫理的疑問，其他許多被殘酷、不顧他人感受方式犧牲的動物，喚醒了許多人心中強烈的反感。《職業期刊》El Médico〔內科醫師〕，在一篇題獻動物製品之現代技術的文章中說：

「畜牧場中的生命是這樣度過的：新生的小牛被迫和母親分開。他們不但三餐被餵以奶粉沖泡的奶，出生後的第一個月，還被關在恆溫攝氏三十七度的牛舍中，動彈不得。〔約為華氏九十八點六度左右，如此一來，小牛的食量會增加〕此外他們被餵以一種蛋白質濃漿，以加速肉量的成長。他們生命的終結一屠宰場一小

有些素食者純基於尊重動物生命，為了道德因素而不吃肉。如果凡吃肉的人得自己動手宰殺，素食的人數也許會大幅增加吧！

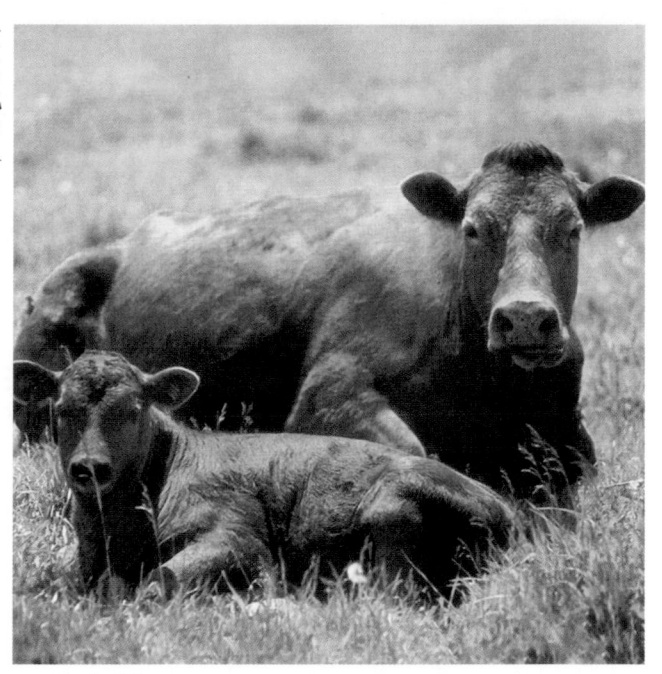

牛在進屠宰場前，先自身上抽取抗生素，以為人類預防藥物之用，例如 β 受體阻滯藥效的物質，可有效預防心臟病的固定風險，以及對抗壓力的鎮定劑。」

對人類生命的尊重

因道德上的考量而吃素，除了尊重動物之外，還有其他因素：也就是對個人身體的尊重。早在二十世紀中期，於美國發展健康生活運動的先驅者，便已深深了解這一點。根據道德及宗教的信條，他們得到一個結論，認為該杜絕一切有害身體運作的物質，例如：毒品、含酒精飲料、煙草和肉類，及其相關製品等不健康的食物。

今日在全世界，有許多以宗教或是其他因素為基礎，努力提供其他同樣為健康生活，或是尊重人體的道德原理。

生態及經濟方面的動機

由經濟觀點而論，飼養動物做為食物來源，無疑為一種真正的浪費。如果以餵養這些供食動物的大量穀物和豆類，做為人類糧食，全球的饑荒問題便能迎刃而解。一點四公斤玉米產生約五千大卡的熱能，若被用以餵養一頭母牛，只會得到兩百大卡（一百三十公克）左右的牛肉。而同數量的玉米能供應第三世界，一個人數天的糧食，但是一百三十克的牛肉，卻只能勉強提供一位西方人的早餐而已。需要大量穀類餵以牛隻才能獲得少量肉類製品。

團結抵制饑餓

有些人非常敏感，認為世上某些因重要原因，反制動物性飲食的人營養不均。貧窮國家被迫將那些自己人民需要的穀物和豆類賣給富裕國家，好讓他們飼養動物。若是大家團結一致，只要將數以千噸

不同飲食影響體力之差異

含脂質及蛋白質的飲食

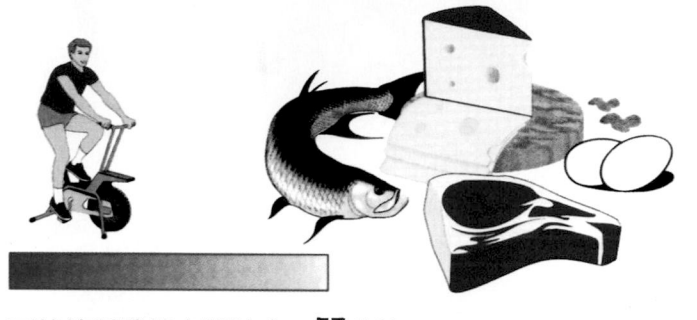

含脂質及蛋白質的飲食產生的精力，可供持續騎腳踏車五十七分鐘。一項在瑞典的實驗結果，顯示飲食含豐富脂質及蛋白質的運動員，在運動的持久力上最差，最容易疲倦。

可持續踩踏健身腳踏車：**57**分鐘

複合性飲食

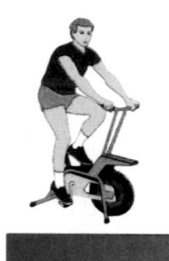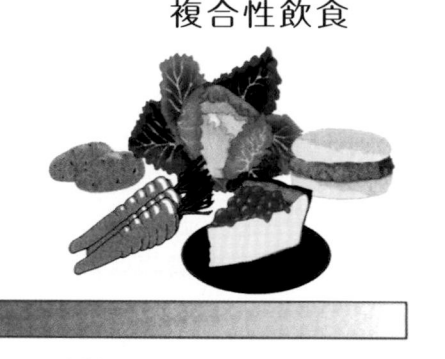

產生的精力，可供持續騎腳踏車一百一十四分鐘。騎腳踏車的持久力，在攝取包含蔬果及肉類的複合飲食時，可提昇至一百一十四分鐘。

可持續踩踏健身腳踏車：**114**分鐘

富含碳水化合物的素食飲食

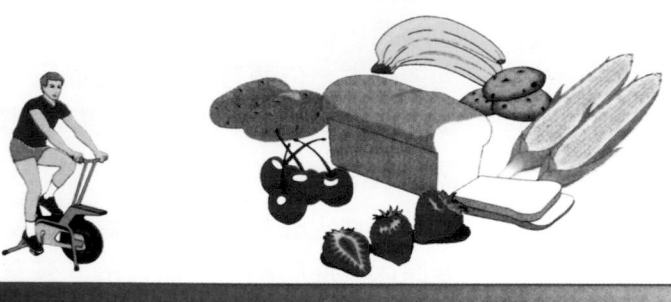

產生的精力，可供持續騎腳踏車一百六十七分鐘。飲食富含碳水化合物，尤其是穀類及水果類的運動員一致公認，此種飲食能讓他們運動最持久，表現最佳。

可持續踩踏健身腳踏車：**167**分鐘

如果餵養這些供食動物的大量穀物和豆類，做為人類糧食，全球的饑荒問題便能迎刃而解。

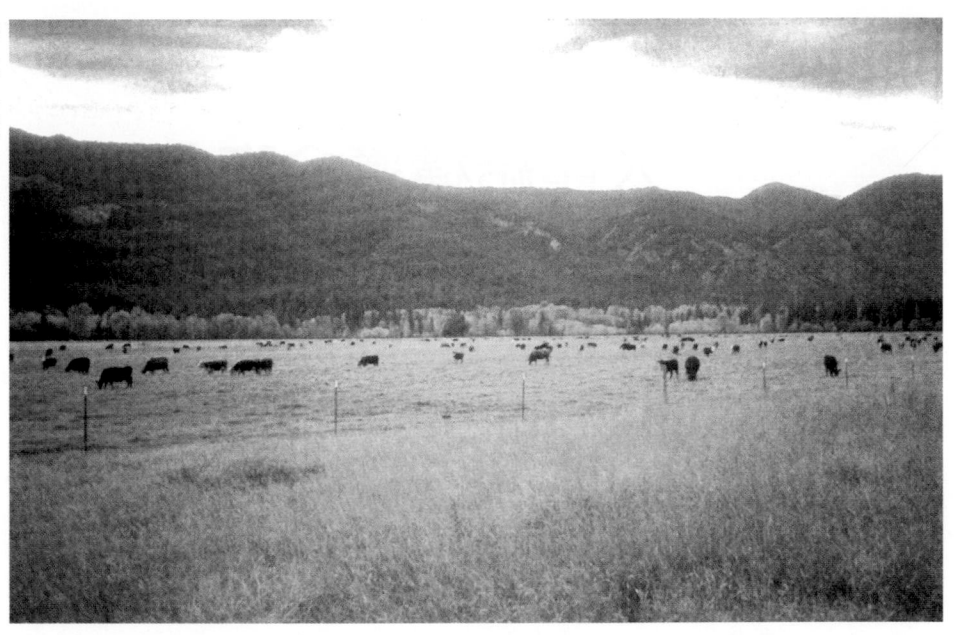

(續 83 頁)

用以飼養畜類的穀物豆類，按消耗量平均分配，便能解決全世界不斷發生的饑荒問題。如此一來，也能減少富裕國家對肉類的攝取量（進而促進他們的健康），而增加穀物豆類的攝取。

　　如果人們能完全不吃肉，以營養學角度來看，也完全沒問題，因為所有專家學者都已證明，肉類並不歸於人類飲食範圍。

　　我們並非想建立一個素食理想國。因為黃豆蛋白不但不遜於肉類，營養價值更勝肉類一籌，而穀物及豆類製品也可能比肉類美味哩！這一點，我們可從以健康食品為號召的市場上窺豹一斑。

市場相關問題

　　經濟因素也許對個人也非常重要。所有與營養有關的理由都相同，肉類比豆穀類及馬鈴薯價錢昂貴。之後美國一份在一九九〇年的報告宣稱，一般統計，飲食中若含低量飽和脂肪及膽固醇的食品，再減少肉類及乳製品的攝取，每年可為消費者省上兩百三十美元。因此素食不但健康，更符合經濟效益。

人體結構適合吃肉嗎？

遠在文藝復興時期的解剖學家們，就對人類和動物消化系統的差異極感興趣，常加以比較。那一種哺乳類和人類最接近？是草食性抑或肉食性？讓我們很快地來複習一下，人類和動物消化系統的主要特徵。

牙齒

- 肉食：銳利突出的犬齒，能切斷並撕裂肉類，很少咀嚼。
- 草食：發育良好的臼齒，可將食物咀嚼為食漿。
- 人類：人類和肉食性動物不同，牙齒較小。臼齒則和草食性動物較接近，因此能咀嚼並將蔬果穀類的纖維撕成小塊。

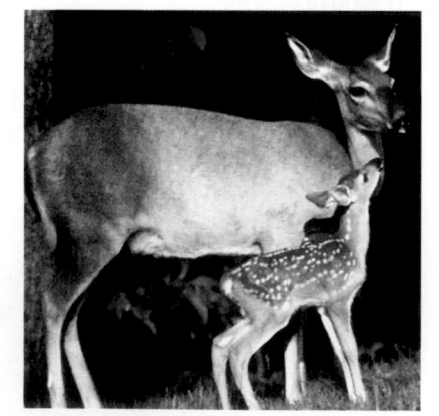

草食性動物擁有和人類近似的消化系統。

顎

- 肉食：只能以垂直開合的方式撕扯食物。
- 草食：不只能上下開合，還能以水平橫向的方式撕扯食物，並分泌唾液。
- 人類：和草食性動物一般，用顎做各種不同的咀嚼動作。

唾液

- 肉食：其唾液天生含有酸性作用（低 pH 值），乃是消化肉類過程中不可或缺的物質。
- 草食：其唾液呈鹼性（高 pH 值），較適合消化碳水化合物。
- 人類：和草食性動物一樣，人類的唾液呈鹼性。其中含有唾液澱粉酶及澱粉酵素，酵素可在消化的初階，和植物特有的澱粉一同作用。因此人類的唾液較適合消化蔬果類食物。

腸

- 肉食：消化管較其他草食性動物短許多。因為肉類得在短時間內完全消化，並快速排出體外，才不會在消化過程中因分解腐敗，而在腸中產生有害的毒性物質。
- 草食：消化管很長，容許食物在其中緩慢挪動（最多三天）。蔬果需要較長的消化時間，但要確保其不

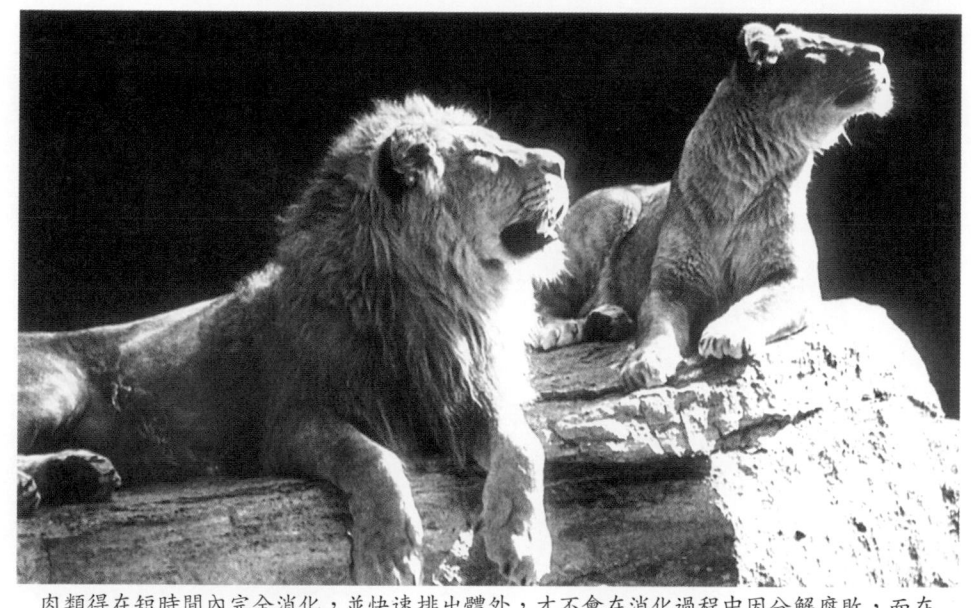

肉類得在短時間內完全消化，並快速排出體外，才不會在消化過程中因分解腐敗，而在腸中產生有害的毒性物質傷害生物體（和大自然中的食屍者一般），因此肉食性動物的消化管比草食性動物的消化管短許多。人類也一樣，其腸道較肉食性動物的消化管長（雖然比草食性動物的消化管短），很有可能在消化的過程中，被腐敗產生的毒物傷害，產生頭痛、過敏、發疹及其他症狀，尤其便祕及腸胃蠕動緩慢的人，情況更形嚴重。

會在腸中腐敗，產生有毒物質。如果草食性動物攝取肉類，可能會因為食物在長消化管中停留過久，並腐敗而產生對其有害的毒性物質。

▪人類：雖然人類的消化管比草食性動物的消化管短，但相對地卻較肉食性動物長許多。因此人類雖然可以吃肉，卻很有可能在消化的過程中，被腐敗產生的毒物傷害，尤其便祕及腸胃蠕動緩慢的人，情況更形嚴重。毒性物質被釋放後，會擴散至血液中，產生頭痛、過敏、發疹及其他症狀。

整體看來，我們發現人類的消化系統比較接近草食性動物。雖然人類的消化器官基本上有咬、嚼及消化蔬果的功能，但是卻不代表什麼都適合吃。所以以生理結構而言，雖然我們什麼都可以吃，但是人類應該是為素食者較為合理。

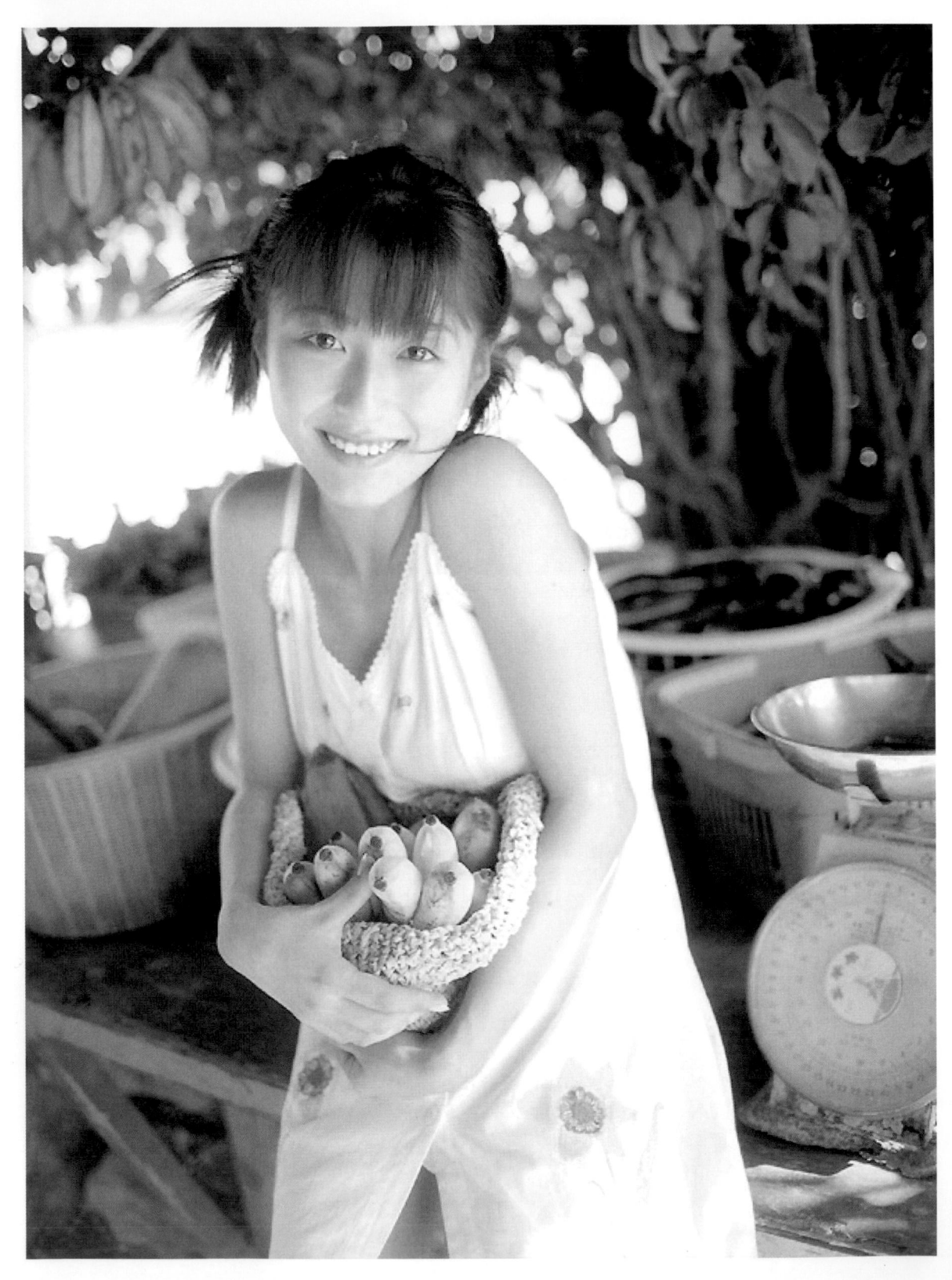

肉的問題

肉類一直都不是健康的食品。在工業時代以前，人們只是偶爾攝取肉品，所以並未造成太多的健康問題。較早的年代，由吃肉所造成的問題，主要是因為感染和寄生蟲產生。

然而現今吃肉造成一些其他風險。雖然細菌和寄生蟲的感染仍然存在，但已大幅減少了。這都幸虧衛生技術的改善。在今日高度開發的國家中，對大部分消費者有害的因素多來自密集式的家畜飼養，以及工業的開發：人造食品、促使快速生長的賀爾蒙、抗生素、抗壓力的鎮靜劑，以及一連串為了減少動物疾病的人造化學物質。

除了這些因素，另外包括了家畜飼養的非自然狀況，都增加了今日市場肉品供貨的問題。即使廠商信誓旦旦，保證這些肉品不含致癌物。

傳統上，人類只有在特別的場合吃肉。配合著牲畜的宰殺或宴客的需要，才食用肉品。其他時候只有零星的機會可以吃肉。但是今日，一年 365 天每一天超市都供應肉類。因此只要你願意，每一天都可以吃肉。這在古時，只有有錢人家才做得到。

以不自然的方法生產肉品，加上肉品可以隨時取得，顯示肉類消費所帶來的風險是不容忽視的。

我意識到吃肉
實為不智之舉

史懷哲
醫師暨諾貝爾和平獎得主
西元 1875〜1965

不同肉類的脂肪含量	
肉　類	每 100 公克中的脂肪公克數
豬	
培根薰肉	57.5
畜體	35.1
義大利香腸	33.7
切片罐裝火腿	18.8
腰肉	12.6
醃製火腿	8.3
羊肉	
肉片，五花肉	21.6
腿肉	17.1
瘦肉	5.25
牛肉	
腰肉	9.14
腰上肉	7.8
五花肉	6.8
腿肉	3.1
瘦肉	2.9
家禽	
鴨肉	5.95
鵪鶉肉	4.53
雞肉	3.1
火雞肉	2.86
註：以上的數據代表生肉的含脂量	

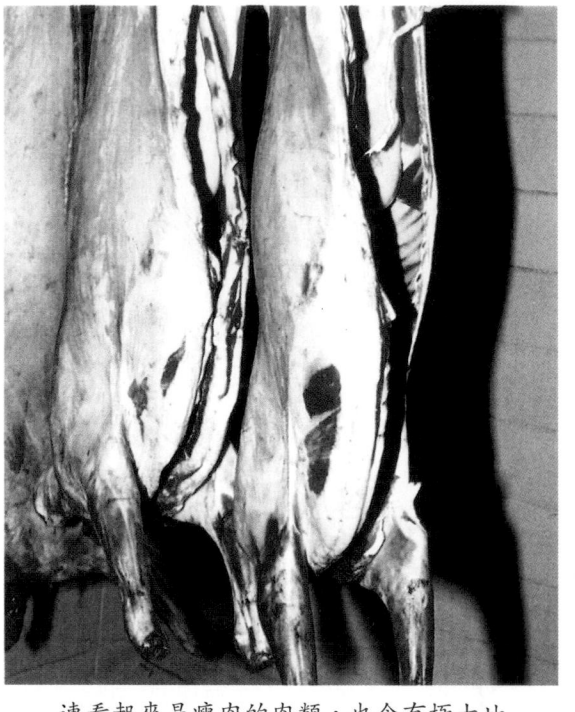

連看起來是瘦肉的肉類，也含有極大比例的脂肪。因為工業化的牛群養育中，動物在靜止不動難以活動的人工狀況下生活。

肉類飲食中過多的脂肪，以及所有的動物產品，再加上煙草，壓力，和少動的生活習慣，都會造成血液中膽固醇的增加。這物質儲存在動脈的內壁上，使管壁硬化，通道狹窄，也就是眾所周知的動脈硬化。動脈硬化是心肌疾病、腦血栓症，及身體末梢血液不足的主要原因。

肉類食品兩種方式造成血中膽固醇增加：

· 因為其中包含的膽固醇，會被腸子吸收，並直接進入血液中（見 36 頁的表格）。但植物食品卻不含膽固醇。

· 因為它們含有大量的飽和脂肪酸，增加了體內製造的膽固醇。蔬菜大部分含有不飽和脂肪酸，可調節或降低血中膽固醇的量。

過多的飽和脂肪酸

　　肉類含有高比例的脂肪，其中大部分是由飽和脂肪酸所組成。現在畜欄中養育的動物，由於長久不動，或幾乎不動，雖然表面上看起來是瘦的，其實含有大量脂肪。以豬肉為例，它的瘦肉就含有18％的脂肪。

抗 癌 飲 食

根據 WHO 研究小組的報告中，下列食物可以大幅降低罹患結腸癌、攝護腺癌、乳癌、胃癌和食道癌的風險：

- **低脂肪及低飽和性脂肪。**

- **植物性食品**，尤其是綠色，黃色，紅色的蔬菜及檸檬類的水果（柳橙、柑橘、檸檬等）。

- **低酒精含量食品**：減少醃製及醃漬食物的攝取量。

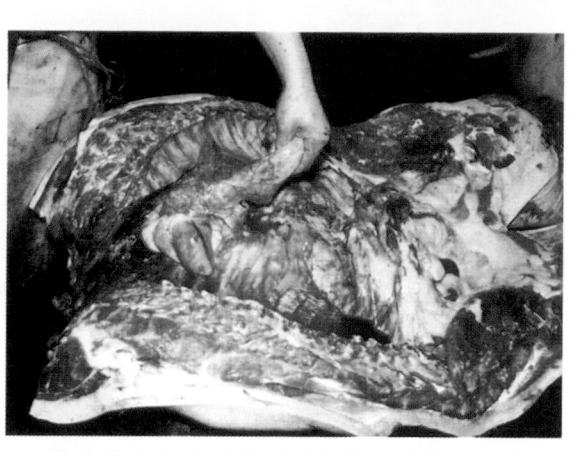

豬肉是脂肪含量最多的肉類。其製品，像火腿，就含有 40% 的脂肪。因此，儘管習俗上慣於食用豬肉，它仍然對健康極為不利。幸好現在已逐漸減少提供豬肉給病人使用。

含有大量肉品，及多脂的食品，例如香腸，以及貝殼類，都是造成膽固醇增加及動脈硬化的重要原因。其他動物來源的食品（包括蛋、鮮奶油、乳酪）也會造成相同的結果。

有明顯的資料顯示罹患某些癌症，與飲食中脂肪總含量有直接的關聯。這正是減少攝取脂肪的另一個理由。WHO 建議飽和性脂肪的攝取量可定在 0％（表示不攝取）到 10％，是飲食中脂肪卡路里的最上限（見 34 頁）。目前，大部分西方國家所攝取的總卡路里數中，脂肪占了 45％，動物飽和性脂肪更占了相當大的比例。美國等幾個國家發起一種教育性運動，欲減低脂肪的攝取量。現在已將它減為占總卡路里數的 34％。吃越多的肉類，以及動物來源的食品，罹患動脈硬化、癌症、肥胖

症、及其他疾病的風險就越大。

癌　症

你知道一公斤碳烤牛排所含的安息香比林（一種致癌物質）和六百枝香菸一樣多嗎？安息香比林的致癌效果已得到證明。吃燒烤且全熟的肉，會增加罹患結腸癌、胃癌、與食道癌的風險。

即使你不吃烤肉，仍然不能免於攝取致癌物質。Methylcolantrene 就是肉類高溫烤燒到某個高溫時，所形成的致癌物質之一。如果將 Methylcolantrene 大量地給實驗室動物食用，他們就會罹患癌症。但是即使只給予少量，雖未直接導致癌症，卻使服用的動物產生過敏現象。當這些東西和其他致癌物質進入病灶處，就會形成惡性腫瘤。可以說，肉類中的 Methylco-

胃癌飲食要點

根據資料顯示，飲食習慣是胃癌的主因。這類癌症每年在全世界屢創死亡率新高。已經證實過度食用鹽，會使胃裡的細菌增加。廣泛使用在肉品業的硝酸鹽轉變成亞硝酸鹽後，如果和消化道中的胺和尿素結合在一起，就會產生亞硝胺和亞硝基尿素，兩者都是致癌物。

胃癌和過度使用燻製品及加工魚肉有關係。日本傳統飲食中含有很多這類物質，因此胃癌在當地相當普遍。另外一個正在調查中的原因，是缺乏某些維生素，它們扮演保護性的角色，以對抗癌症。

- 維生素 A ：其中的胡蘿蔔素能抑制自由基（radical）的形成，這種自由基在惡性瘤的形成方面，扮演重要的角色。
- 維生素 C（可以在植物性食品中找到）：在其許多作用中，有一項作用是阻撓硝酸鹽形成亞硝酸鹽，及 nitrosamenase。
- 維生素 E ：它是一種抗氧化劑，能保護細胞避免產生病變。

根據現今的新知，減少食用鹽、硝酸鹽及燻製產品，並在飲食中增加水果和新鮮蔬菜，是避免胃癌的最好方法。

---

lantrene 增加了我們吸收其他致癌物質之作用力。

我們在屠宰場切割家畜時，可以發現一些腫瘤；其中有些是良性的，有些是惡性的。通常這些瘤會被割除……但不是全然如此。那麼其餘部分怎麼辦？可以確定的是有些癌細胞仍留在淋巴腺、血液或在其他器官中。一九六〇年代已經完成的資料顯示，在實驗室動物中，某些由濾過性病毒造成的癌症會在其中傳染。

雖然沒有確實的證據顯示，攝取患有癌症家畜的肉會使人類致癌，但是仍有這種可能性存在。目前相關的調查正在進行中。

有的調查顯示食肉者（包括肉、牛奶、起司、和蛋）罹患癌症的風險，是不食肉者的 3.6 倍。哈佛大學進行一項研究，涵蓋八萬九千位婦女，追蹤長達六年。結論是大量攝取紅肉及動物脂肪，會增加結腸癌的發生率。很多其他的研究，也達成相同的結論，加州的研究就是其中一例。

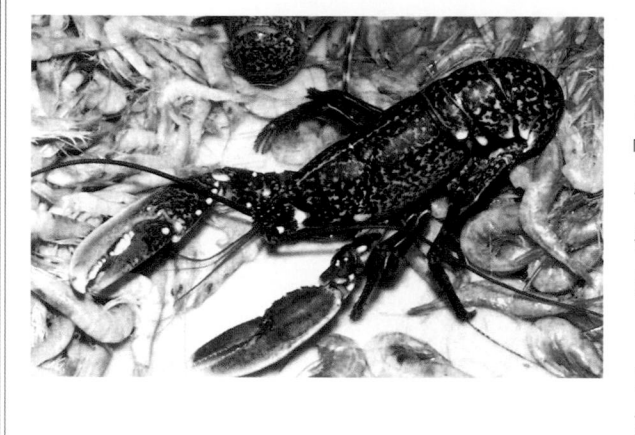

海中的清道夫

貝殼類海產會傳播 A 型肝炎病毒，「霍亂病毒」是一種能引發霍亂的微生物，除此之外，還會傳播其他致病的微生物。四分之一的病毒感染案例，是導因於進食蚌及其他小型的海鮮。

這些生物是海洋的天然清道夫，因為它們過濾海水，所扮演的生態學角色，類似地球上的兀鷹及吃腐肉的家禽。這些海中生物有戀屍癖。也就是它們靠海洋中死去的生物為生。結果它們常常被散佈各處的致病有毒微生物所感染。夏季的腸胃炎，長久以來被歸罪於美乃滋惹的禍，其實很有可能是海鮮所引發的。美乃滋只不過是伴隨海鮮而食用罷了。除此之外，海鮮含有大量的膽固醇，並會製造尿酸，且不易消化。總括而言，即使有些謎點未清，它們並非健康食品。

寄　生

世界上某些地方，旋毛蟲非常猖獗。感染的高風險，使我們有正當的理由不吃豬肉或是野豬肉。已開發國家仍舊有導致感染旋毛蟲致死的案例。皆因吃下未經衛生檢驗的肉或豬肉所致。

其他的感染

動物比人類更容易生病。年復一年數百萬元被投入研究動物體的疾病，尤其是那些具傳染性的疾病。根據一九九二年西班牙所提供的資料，有65,184 例牛隻結核病的案例被檢測出來。（佔所掌握家畜的21.3％），以及148557例人畜共有的馬爾他熱病（佔2.41％）。在所有已開發國家中，結核病皮膚測試呈陽性者，應該要予以銷毀，但未完全做到。

許多動物受到感染之後，就被施以大劑量的抗生素處理。因此一部分的抗生素仍留在肉中，被進食者攝入。有些甚至滲到牛奶中。有些用來餵牛隻的食物含有小劑量的抗生素，如盤林西林和四環素。美國的畜牧者在三十年前左右發現，餵以含有抗生素食物的家畜較少生病，而且長得更好更快。

現在，吃肉者的健康問題並未被忽視：舉凡抗體、過敏、對抗生素過敏，都可能是因為食用了被餵食抗生素動物的肉而產生。許多完全原因不明的過敏反應，都是因為吃了含有抗生素及其他過敏物質之殘留物所致。

飼養動物時大量使用抗生素，會使細菌產生抗藥性。各種調查顯示商業性質生

非洲豬的疾病

非洲豬的寄生虫是由 DNA 形態的病毒所製造，它只會感染豬及山豬。到目前為止，並無有效的預防接種或治療方法。唯一的處理方法，就是把生病的牲畜銷毀。這些就是感染豬瘟的豬腎臟。它們有水腫、發炎以及瘀斑的現象。

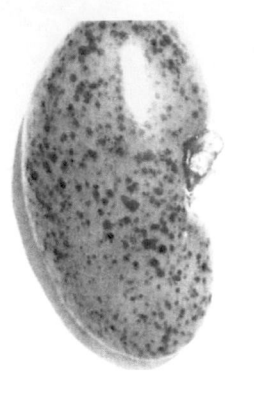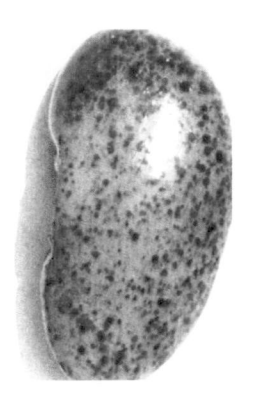

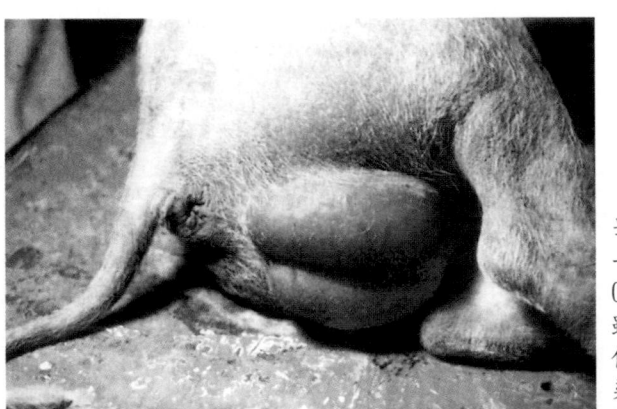

睪丸炎是非洲豬中最具特色的病灶之一。受感染的肉體，每公克有 100,000 隻病毒。

雖然這種病毒不會對人體造成影響，但是因為肉品品質差，所以銷售受感染的肉，被當局者視為一種詐欺行為。

發炎的腸腺，是死於非洲豬病的豬隻特徵。

根據西班牙農業部的資料，這種疾病最近已有下降趨勢。然而這類豬隻疾病常常在世界各地爆發。

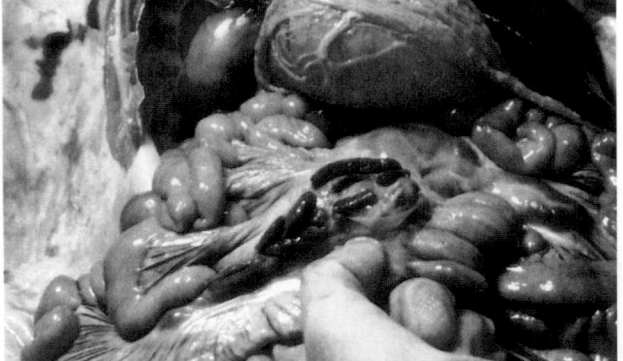

容易生病的牲畜

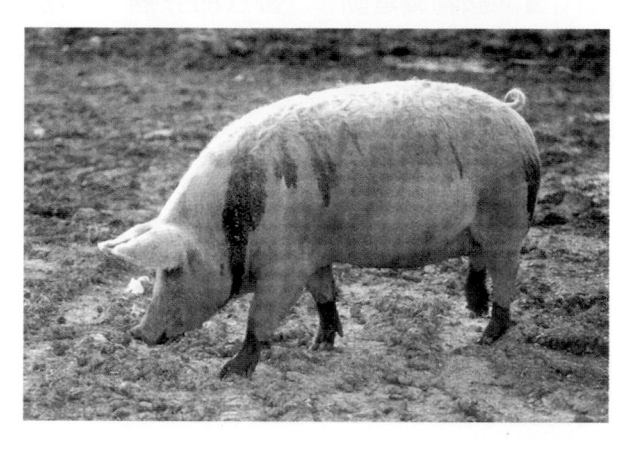

豬是一種容易傳播疾病的動物。傳統上，它被餵食剩菜殘羹。（現在鄉下仍然如此）。經由鼠類、豬隻感染了旋毛蟲和寄生蟲。現代養殖場改善了豬隻的衛生環境，但是密集式的養殖方式也帶來其他的問題。為了讓豬隻在五、六個月內達到100公斤（220磅），必須透過人工方式來促進生長。加上所採用的培育法也經過精挑細選（也因此肉質非常細嫩），這就是為什麼牠們對疾病缺乏抵抗力，並且容易受到傳染病的侵害。非州豬隻疾病中，假性狂犬病（尤其會感染雄性的豬）、萎縮性鼻炎、寄生蟲，例如旋毛蟲，是豬隻中最常見的疾病。而且肉體本身也可能是傳染的途徑，因為其設備的關係，致使病的細菌在其中繁殖：包括沙門氏菌、布氏桿菌病（馬爾他熱病）、結核病和肝炎在內。

(續93頁)

產的肉，因細菌所產生的抗藥性會傳給人類，導致難以治療的感染。根據美國食品與藥物管理局部性（FDA）的報告，雞肉最常感染致死的微生物（尤其是沙門氏桿菌）。

賀爾蒙和其他化學物質

警報在西班牙及其他西歐國家響起，就在九十年代，人們因為中毒和肝炎而住院，他們都吃了來自某些農莊以 clembuterol 餵食的牲畜肉體。這種化學物質使肉色看起來又鮮紅又健康，是賀爾蒙的衍生物，被歐洲衛生當局所禁用。但即使是經過認可的物質也受到很多專家的修正與批評。他們認為餵食這樣的物質，對人類的健康有負面的影響。

例如 dietilestilbestrol（DES）用在養雞業，可以減少10％的飼料使用量，卻能快速增肥15％的雞隻肉量。該物質是動情激素（女性賀爾蒙）的衍生物，會對人體產生致癌作用。雖然已被禁用，但令人懷疑可能仍在畜產業使用流通。

火腿（無論乾或甜的）、香腸、以及幾乎所有的豬肉產品，都是用硝酸鹽和硝酸鹽鈉來醃製。這些物質不只藉著梭狀芽袍桿菌（造成人類組織壞疽）這類厭氧細菌以避免腐敗。而且使肉呈粉紅色澤，看起來更令人垂涎。

但這些硝酸鹽和亞硝酸鹽會和人體腸內的胺結合起來，形成亞硝胺，那是一種強烈的致癌物。慣於攝取含亞硝類的食物，不但會在實驗室動物身上生成癌細胞，也會使人致癌。

■ ■ ■

分析這些肉類飲食的問題之後，一定有人問這問題。何不用其他較健康的食物來代替肉呢？你可以在 120 頁找到有關的資訊，讓你得以漸進的方式做正確的改變。

13

均衡的飲食

没 有任何一種食物能夠提供身體所需的全部養分。因此,我們的飲食應該涵蓋各色各樣的 食物。健康飲食的金字塔(見 99 頁)顯示出餐桌上各種不同種類的食物應該佔有的正確比例。

第一組的食物

多 攝 取

正如 99 頁所示,我們飲食應該基於第一組:水果、穀類(儘可能攝取全麥)以及蔬菜。只要你喜歡這些食物可以大量攝取。唯一的限制在於必須視個人的活動量及卡路里消耗量而定。(見 112 頁)

新鮮蔬果

水果和蔬菜提供大量的植物纖維、單一碳水化合物(糖)和複合碳水化合物(澱粉),維他命和礦物質。水果是維生素 C 的主要來源,尤其是含檸檬酸的水果(橘子、檸檬、葡萄柚等)、奇異果和葡萄乾。雖然含量很少,但所有的水果都含有極具生理價值的蛋白質。

有些蔬菜也含有大量的蛋白質,例如相對於肉類每 100 公克中 15 到 21 公克的蛋白質含量:馬鈴薯(2 公克)、朝鮮薊(3 公克)、豌豆(5 公克)。這些蔬菜的蛋白質含量如上。

有色蔬菜,例如胡蘿蔔、番茄和青椒都有豐富的維生素 A(胡蘿蔔素),它們可以預防惡性腫瘤的形成,此療效在動物實驗中已經證實了。

造物主為我們
精選了五穀、
水果、堅果及菜蔬

懷愛倫
北美女作家暨教育家
西元 1827～1915

成人每日飲食建議
（詳見99頁）

第一組

穀類（包含麵包）：4份
· 一份穀類早餐（約4-6大匙）
· 一碗粥（一湯盤量）
· 兩片麵包（一片大約100公克）

蔬菜：3份
· 一份沙拉（包括紅蘿蔔、青椒、番茄、或任何其他有色蔬菜）
· 兩份煮過或炒過的蔬菜（豌豆、菠菜、朝鮮薊等）

新鮮水果：3份
一份大型水果（蘋果、梨、橘子、桃子）或任何200克的水果（櫻桃、草莓等）

堅果：1份（或一把）

第二組

蛋白質食物：2份
一份均為一碟豆類或黃豆製品或一個蛋。

奶製品：2份
一份均為一杯牛奶或豆漿（200毫升）或一份優格（125毫升），或100公克的脫脂白乾酪或凝乳。

第三組

脂肪：2或3匙的橄欖油或種籽油

兒童、青少年及孕婦、哺乳婦女，應該增加每日牛奶及其衍生物的份量。或者食用加上鈣及維生素D的豆漿，或含有鈣及維生素D的補充品。

穀　類

世界大部分地區都是以穀類為主食。發源於地中海沿岸國家的小麥，已經傳佈到地球上所有的溫帶地區；有亞洲地區的稻米、美洲地區的玉米、和非洲地區的粟。穀類含有豐富的複合碳水化合物或醣類，是能量的主要來源。

第二組的食物
適度攝取

第二組食物（見下一頁）含有極大比例的蛋白質，例如豆類、堅果、牛奶及其衍生物、魚和肉。這些食物應該有節制地攝取，也就是要控制得當。我們不應該遞增這些食物的攝取量，而是要遞減。而且，這一組食物中，我們應該儘量以植物飲食來取代魚和肉。這樣的改變應該根據120頁的指引循序漸進。

成長階段最需要蛋白質。大部分已開發國家中的成人攝取過多蛋白質。仍然有人認為植物來源的蛋白質品質較差。然而我們現在知道像黃豆這種豆類，所提供高品質的蛋白質，足以與肉類牛奶媲美，它具有全部重要的胺基酸。其他豆類雖然沒有這麼完備（扁豆、豆子、埃及豆等），但是當它們和穀類（米、麥、燕麥）一起食用時，也有相同的效果。將兩類食物混在一起（豆類和穀類），豆類與肉的品質十分接近與可以提供完整的蛋白質，（見45頁）。

正如前面所提過的水果和蔬菜也含有蛋白質，（見40頁）。因此如果我們把各樣的植物食品搭配著吃，就可輕易地獲得每日所需的蛋白質。

第三組的食物
少量攝取

脂　肪

動物脂肪（奶油、含脂乳酪、豬肉、香腸）都是西方飲食中最有害健康的。它們會增加膽固醇值，並造成動脈硬

均衡飲食的金字塔

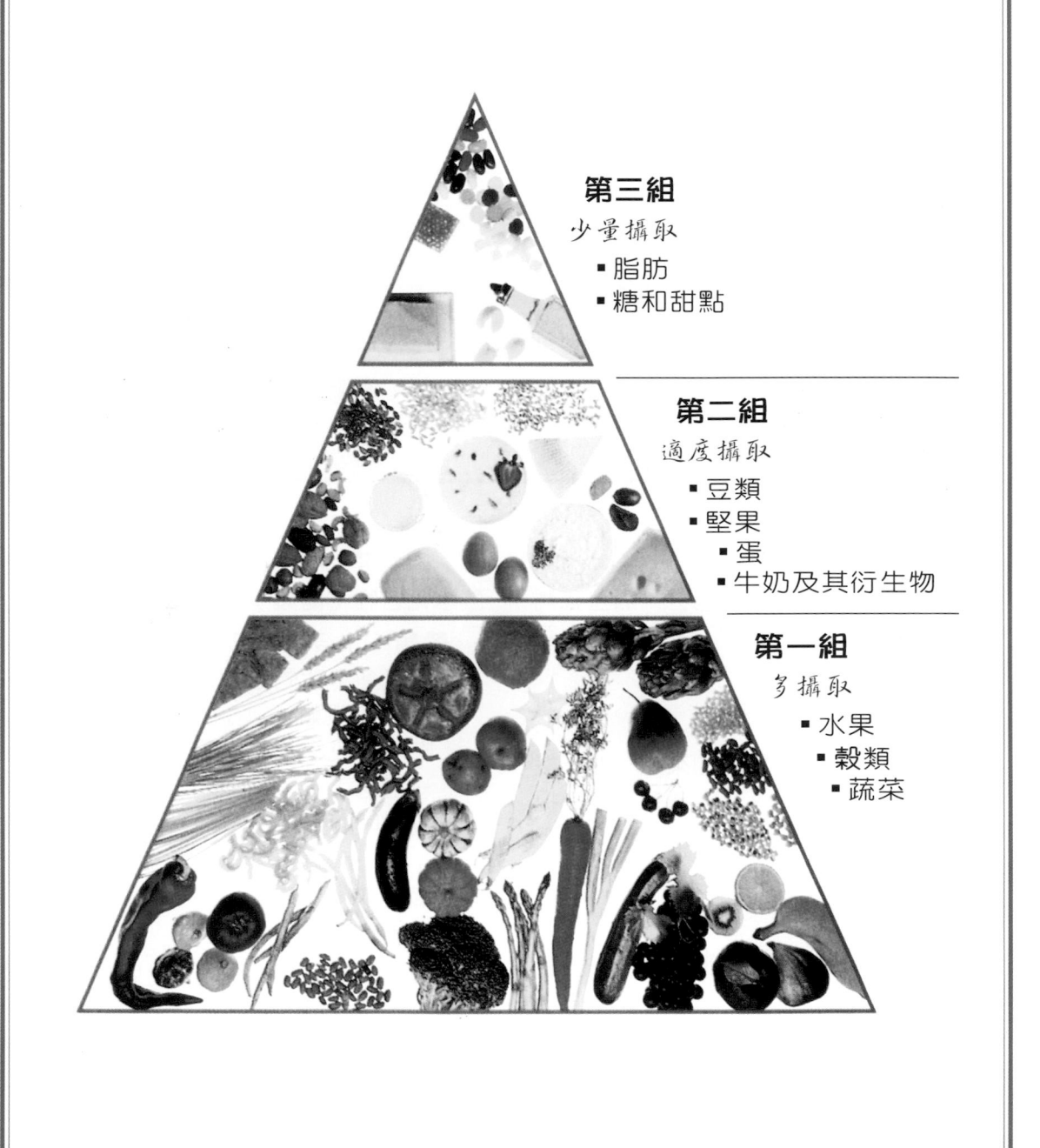

第三組

少量攝取

- 脂肪
- 糖和甜點

第二組

適度攝取

- 豆類
- 堅果
- 蛋
- 牛奶及其衍生物

第一組

多攝取

- 水果
- 穀類
- 蔬菜

不相容的食物

在處理不相容的食物方面，有幾項生理學的事實，我們需要牢記心中。

- 人需要各樣的養分，而且應該以適當的比例調配在一起。
- 把不同來源的蛋白質調配在一起，以增加食物的物理價值。
- 為了讓身體利用來自不同食物的胺基酸，這些食物必須在同一餐一起攝取。我們如果同時吃下飯和扁豆，人體會從其中的蛋白質獲得更多的好處。如果分開攝取，效果會大形失色。
- 人體每日所需的各種維生素和礦物質，不平均地分配在各樣食物上。有些含較多量的某些維生素，其他則含其他不同的維生素。因此我們必須多方攝取多極化飲食。

如我們所見，在同一餐內搭配攝取不同種類的食物，對健康的人而言是自然又必要的。我們毋需過度憂慮那些食物是不相容的，不必像有些人，辛苦參照一堆表格以便了解那些食物可以搭配著吃。以下的標準就夠用了。

- 同一餐內不可過度攝取多種食物，避免使消化系統負荷過重。吃沙拉時，兩種食物加上點心就足夠，不需要再加上其他食物。
- 每個人都應該避免攝取會造成消化問題的食物，甚至單獨食用時亦然。很多時候所謂的 不相容，充其量只是某個人不能忍受某種特定食物而已。
- 每一個人的體質都不同。有些人不能忍受把不同食物搭配著吃，但別人卻吃得津津有味。每個人都要先自我了解，然後才能明智的搭配菜單。
- 大部份人一同攝取多種食物會造成消化系統的不適：例如在同一餐吃下大量的水果和蔬菜、牛奶和糖。（會在胃中發酵）麵包、義大利麵和馬鈴薯；或把不同脂質混合在一起。

（續98頁）
化，已和癌症成為已開發國家最大的死因。脂肪不是飲食的必要部分，而且我們大可以用植物油（橄欖油、玉米油或大豆油）來取而代之。

糖

精緻糖是單純卡路里的來源，並未提供任何其他養分。為此，人們聲稱糖只提供「空白卡路里」。另一方面，水果和穀類則含有粗糖、複合碳水化合物，又含有維生素、礦物質和蔬菜纖維。

每日飲食的模式

早上起床後：喝一兩杯微溫的開水－－避免冷開水。空腹時喝冷開水會在空胃中造成不適 。相反地，溫開水可以將血液引至胃中，以預備進食。

早 餐

早餐要吃能供應能量的食物，尤其是碳水化合物（醣類）。可參考下列食物：

- 穀類（小麥、燕麥、大麥、黑麥等）除了麵包（我們建議使用全麥），也要吃其他的穀類。
  - ✓ 吃早餐穀片（佐以果汁、牛奶或優格一起吃）
  - ✓ 穀片與牛奶、蔬菜汁一起煮。燕麥和牛奶一起煮十分鐘，再加上香蕉、葡萄乾或蘋果片，既營養美味又容易消化。
- 豆漿或牛奶（成人使用脫脂奶）、優格、新鮮乳酪、或脫脂白乾酪（含豐富蛋白質又沒有脂肪）。想吃全素早餐的人，可以用大豆、杏仁做的所謂蔬菜牛奶來代替牛奶製品。

豆漿因含有豐富的蛋白質和其他養分可

以媲美牛奶。只不過豆漿較缺乏鈣、維生素Ａ、Ｂ2和Ｄ。因此食用豆漿的人尤其是兒童和孕婦，應該尋找其他鈣的來源。而且市面上找得到加上鈣、維生素Ａ和Ｄ，甚至Ｂ12的豆漿，使豆漿成為一種養份完全的食品。此外，對牛奶過敏的嬰兒，可以完全用豆漿餵食，可見豆漿的營養價值很高。

東方國家中，例如日本，均大量地使用豆腐。它是用大豆做成的素食乳酪，含有豐富的蛋白質，卻不含任何膽固醇或動物脂肪。

- 堅果（杏仁、胡桃、榛果、花生等）供應蛋白質，具有高度生物價值的不飽和脂肪酸（如亞麻油酸及亞麻脂酸）、以及礦物質（含有豐富的鈣和鐵），正如羅馬琳達大學的瓊恩博士，及其他研究者的研究結果顯示，一把堅果就足以降低血中的膽固醇（見70頁）。

  兒童和健康狀況不佳者，可以吃磨碎的堅果（例如花生或杏仁醬）。

- 水果乾（葡萄乾、李子乾、桃乾、杏乾、或其他類）：這些果乾能提供含能量的天然糖類，尤其是李子乾，更能進一步預防便秘。

- 新鮮水果：可以喝果汁，然而把整顆水果吃下去更好，因為它含有豐富纖維。每天至少吃一種柑橘類（柳橙、柑橘、葡萄柚或檸檬）早餐前或早餐後吃一顆蘋果是個好習慣。它和其他食物搭配得很好、營養又容易消化。

- 營養補充品：需要補充營養的人，可以在早餐時攝取營養補充品。早餐是攝取這些補充品的好時機，因為在一天中的其他時間，身體正可獲得它們所發揮的效果。這些補充品可以溶於牛奶或果

汁中再攝取。

- ✓ 麥芽：可供應大量的維生素Ｂ、蛋白質，並含有重要的脂肪酸。此外還含有豐富的必需胺基酸。
- ✓ 釀酒酵母：亦含有豐富的維生素Ｂ群和礦物質，還能使身體強健。
- ✓ 花粉：含有蛋白質和必需胺基酸，亦含有能夠對抗感染的成分。
- ✓ 卵磷脂：乃是磷脂類的一種。它在身體中有顯著的功能，尤其對神經系統（一種平衡器），和膽固醇（它可降膽固醇）更見明顯。

中 餐

中餐應該包括：

- 新鮮的蔬菜沙拉，包括有綠葉蔬菜（萵苣、朝鮮薊、芹菜等），可供應葉酸（它是血液中製造紅血球的必需物質）、葉綠素（含有豐富的鎂）、礦物質（尤其是鐵）、及微量元素。

  沙拉也應該包含有色的紅黃蔬菜，例如番茄、紅椒、甜菜和紅蘿蔔，它們供應維生素Ａ原（胡蘿蔔素），它具有抗癌的預防價值。其他像洋蔥、芹菜、大頭菜及生的花椰菜、嫩豆芽或苜蓿芽等蔬菜也極佳。

  沙拉中的蔬菜應該要嫩、並切細以使咀嚼容易。沙拉可以拌上橄欖油，最好用橄欖和檸檬調味（而不用醋）。喜歡蔬菜佐料的人，可以用牛膝草，奧勒崗葉及薄荷來拌抄拉。

  適度地用鹽，尤其患有高血壓的人更要小心（每天不可超過一茶匙）。事實上所有的蔬菜都含有足夠的礦物鹽，包含鈉氯離子，因此不必額外加上鹽。尤其當拌了檸檬和香料植物後，更不必另外使用鹽。

- 第一道供應能量的菜：可以供應豆類

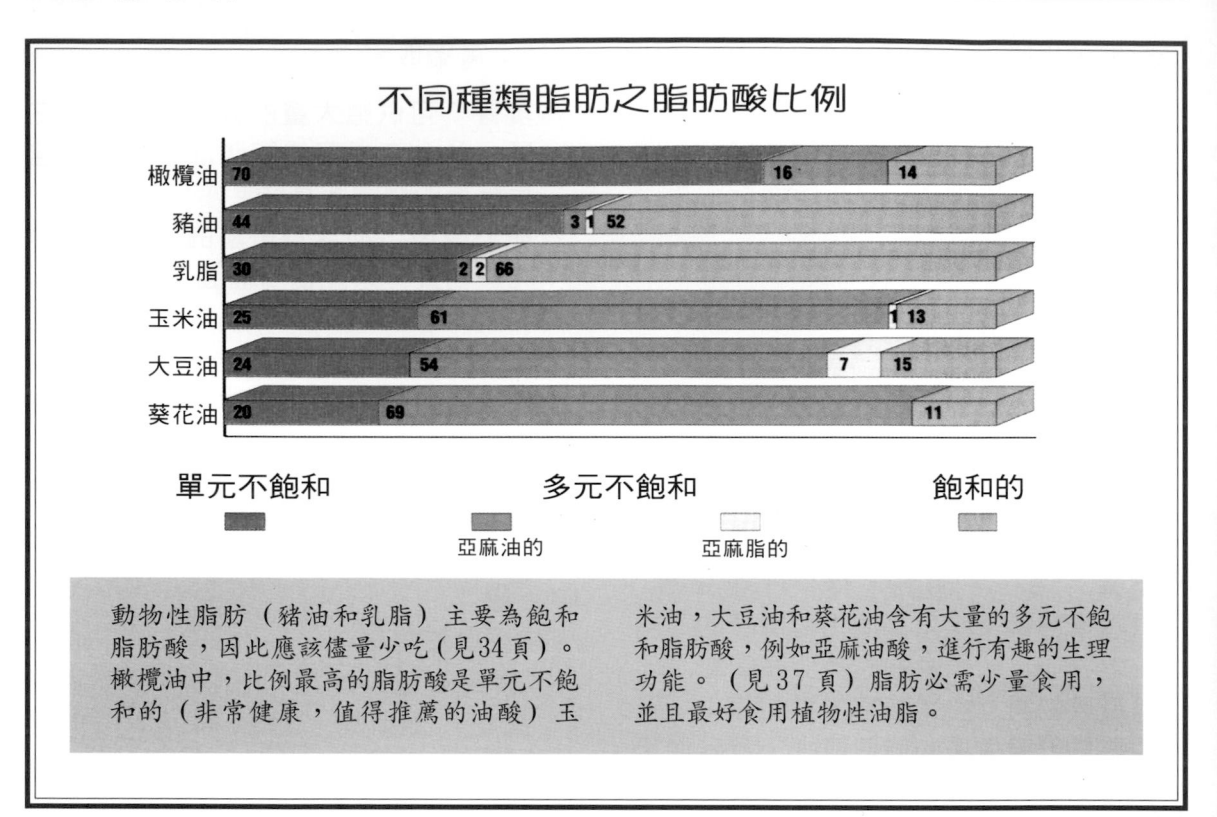

不同種類脂肪之脂肪酸比例

| | 單元不飽和 | 多元不飽和 | 飽和的 |
| | | 亞麻油的 | 亞麻脂的 |

橄欖油　70　　　16　　14
豬油　44　　3 1 52
乳脂　30　2 2 66
玉米油　25　　61　　1 13
大豆油　24　　54　　7　15
葵花油　20　　69　　11

動物性脂肪（豬油和乳脂）主要為飽和脂肪酸，因此應該儘量少吃（見34頁）。橄欖油中，比例最高的脂肪酸是單元不飽和的（非常健康，值得推薦的油酸）玉米油，大豆油和葵花油含有大量的多元不飽和脂肪酸，例如亞麻油酸，進行有趣的生理功能。（見37頁）脂肪必需少量食用，並且最好食用植物性油脂。

（扁豆、埃及豆和豆子）馬鈴薯、穀類（米、燕麥）。豆類和穀類可以搭配著吃（例如扁豆和米、或埃及豆和米），這樣就可以獲得高品質的生物性蛋白質，與肉類的蛋白質十分類似。

- 第二道提供含蛋白質的菜（素肉，它是用大豆蛋白和蛋所做成的食品），配上其他的蔬菜（椒類、朝鮮薊、洋菇等）。
- 甜點，包括幾片、或定量的水果。例如蘋果、梨子、桃子、草莓、櫻桃和西瓜等。

晚　餐

對成人而言晚餐不是全然必要。因為我們所提到的早餐和午餐，已經涵蓋了大部分人所需的養分了。兒童和粗重勞動者則不在此限。

有節制的晚餐提供消化系統較長的休息時間，把白天攝取的食物消化得更好。此外，不吃晚餐是減重的最佳方法。一般而言，晚上所攝取的卡路里比早上所攝取的更容易使體重增加。

在任何狀況下，如果吃晚餐，必須好消化的，並至少在睡覺之前3-4小時吃。睡眠時，消化作用中止，因此如果晚餐吃得晚，食物仍舊留在胃裏，就會造成消化性發酵。造成嘴裏的酸味、口臭、胃漲。而且當胃不必執行辛苦的工作時，我們會睡得比較好。

基本上對成人而言，晚上應該吃新鮮水果。水果沙拉加上餅乾，或全麥土司，就是一頓極好的晚餐。有人喜歡加上優格或白乾酪。有些人喜歡較油的熱蔬菜湯。也有人選擇吃蔬菜，例如蘆筍、朝鮮薊、

如何獲得理想的早餐？

- 比平常早起 15~20 分鐘。
- 預備最可口的食物做早餐。
- 把早餐當做必須規劃及準備的一餐。
- 提早吃容易消化的晚餐，或不進晚餐。
- 前一晚先將早餐餐桌擺好。

或拌上大蒜的菠菜。然而在早、午餐食用蔬菜比較好。不管如何，晚餐內容必須容易消化，也就是說含油量必須很少。

正處在成長階段的兒童和年輕人，還有從事粗重工作的人，以及懷孕哺乳的婦女，需要攝取內容較豐富的晚餐。如同上述提到的，可以加添豆製品、蛋、牛奶、優格、白乾酪或堅果。

適當地開始你的一天

早餐應該是一天中最重要的一餐，理由有二：

- **補充在夜間用盡的儲存能量**。雖然睡眠時身體處於休息狀態，還是有很多器官和作用並未停止運作。如心臟、肺、以及體溫都需要能量。身體為這些運作所需的能量，先在肝中儲存肝醣，並且在晚上轉化成葡萄醣。因此我們的能量儲存在早上變少了，必須再補充。

- **提供充足的能量**以在早晨運作。可以避免昏倒或虛弱的感覺。很多人在早上一半左右，為了振奮精神，本末倒置地喝上一杯咖啡。但虛弱的感覺是因為血液中的血糖降低之故。正常狀況下，我們每公升的血含有０．８到１公克的血糖，如果降低了，就會造成疲倦及注意力不集中。記住要不停地供應醣和氧，使大腦運作良好。

必須怎麼做才能整個早上都保持血醣濃度呢？

吃一頓豐富的早餐是最好的方法。在兩餐之間吃點心，也是維持血糖標準含量的好方法，但不值得推薦：因為消化功能不能正常運作（在兩餐之間，胃需要一段休息時間），因此會出現消化問題，胃口會變差，而且體重也會增加（通常點心都含有豐富的糖和脂肪）。

我們可以藉由吃甜點：如糕餅、蜂蜜、水果達成吃早餐的兩項目標，而且能在短時間就發揮作用。但這些單糖新陳代謝的速度很快，我們在短時間內又會再度感到飢餓。

另一方面，攝取穀類（尤其是全穀物）時，所吃下的複合碳水化合物會慢慢地轉為葡萄糖，所以血糖的含量可以維持好幾個小時不變。

早餐營養失調是否會影響日常活動？

有關這方面的第一份研究報告，就是一九六二年出版有名的愛荷華研究。不吃早餐的學童，在身體活動量（以他們的耗氧量來計算）、耐力、肌肉的力量，以及學習能力和集中能力都較差。很明顯的，小孩上學前應該吃早餐，早餐必須佔一日飲食方面卡路里含量中的 20%～25%。並且早餐要涵蓋各樣的食物（見101頁）。

起床時沒有食慾怎麼辦？

如果你晚餐量多，或很晚才吃晚餐，早晨就不覺得餓。應該開始減少晚餐量，或試著早一點吃晚餐，很快地你會發現早上醒來時很有胃口。但這種改變必須循序漸進。

特別的豆類—黃豆

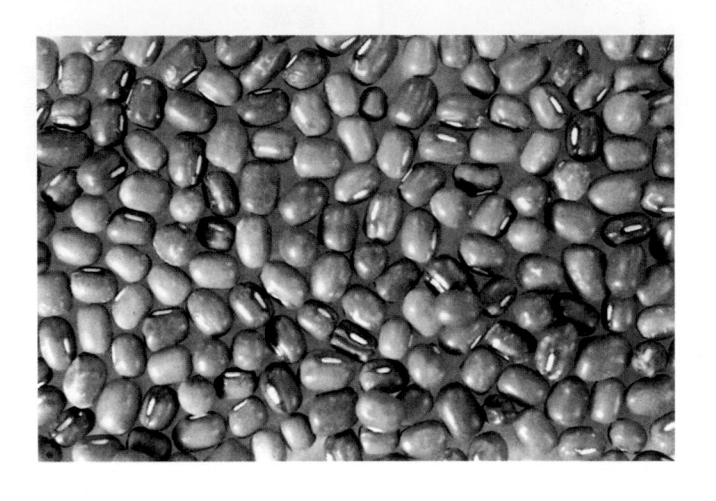

黃豆是豆科植物，可長到一公尺高。有各種紅色或黑色的豆子。兩千多年來，黃豆和稻米成為東亞和東南亞人民的主食。在這些地區，肉、奶和蛋攝取得很少。幸虧有黃豆，使東方人免於營養不足的危險。

黃豆是蔬菜食物中的明星。其含量包括：

- 極高比例、高生物品質的蛋白質（最高佔乾燥豆子重量的４０％），含有所有重要的必需胺基酸。

- 高含量的脂肪（最高佔20％），主要是由多元不飽和脂肪酸所組成，包括亞麻油酸，為一必需脂肪酸，在體內執行重要的功能（見37頁）。

- 卵磷脂（大約佔2％），是神經系統功能所需要的重要磷脂類，也可降低血中的膽固醇濃度，還有很多其他的作用。

黃豆的營養價值足以和肉類媲美，甚至可以取代肉類。即使哺育需補充必需胺基酸的嬰兒時，為了防止嬰兒對牛奶過敏，可以用豆奶添加維生素Ｂ12和鈣來取代牛奶，效果令人滿意。

黃豆具有極高營養價值，但是不應該攝取過量。我們不需要每天都吃，而這正是很多素食者，因為害怕蛋白質不足而犯的錯誤。雖然我們食用蔬菜，但認為自己所吃的食物缺乏營養價值。

黃 豆 製 品

製 品	描 述	用 法
豆 芽	黃豆芽可以在商店買到，也可自製。	可以用在生菜沙拉和點心。含有豐富的維生素、酵素、葉綠素以及蛋白質。生吃時，營養價值最高。
豆 粉	黃豆粉可以在商店買到，有些含黃豆脂肪，有些則否。	用在糕餅、義大利麵和點心。加上麵粉，可增加其營養價值。做糕餅時用來代替蛋，優點是不含膽固醇。
豆 奶	將黃豆磨成粉，煮過再過濾。在商店裏，以豆漿販售。	可以代替牛奶，優點是不含動物脂肪酸或膽固醇。尤其亞麻油酸（見36頁）含有比牛奶更豐富的鐵、維生素 B₁（硫胺素）和菸鹼酸。另外，豆漿所含的鈣比牛奶低。因此在市面上，有些豆漿額外加添了礦物質和維生素 A、D。
油	無味的高品質食用油。佔61%的多元不飽和脂肪酸（見102頁）。	拌沙拉，製造糕餅和一般烹調。
豆 腐	大豆乳酪。經加壓數天之久，直到變成半固體狀態。	它可以取代白乾酪。因為本身無味，因此可以烹調成很多種食物。必須加鹽調味以保持硬度。
醬 油	經過發酵的黃豆，再加上水和鹽。需要6-12個月的發酵過程。	通常當成調味品。
素肉類	包括豆粒，混合麵粉或堅果。有很多種類和口味：如牛排口味、漢堡口味、香腸口味等。	當成肉的替代品，尤其用以轉換膳食的過程。（見120頁）蛋白質含量上，它具有肉所有的優點，卻沒有肉的缺點。

烹調方面的建議

採購時

- 選購粗製的產品，例如麵包、麵糰、全穀粒、黑糖、粗鹽、或用含碘的鹽。
- 購買脂肪含量低的產品，例如牛奶、優格及低脂乳酪。
- 閱讀產品標籤，特別要注意其脂肪、糖、鹽和添加物的含量。

準備菜單時

- 將食材調和一起時，只用蛋白而不用全蛋（因蛋黃含大量的膽固醇）。
- 儘量少用奶油，多用蔬菜油。
- 人造奶油比奶油有益。雖然含有飽和性脂肪酸（與氫化合）但因其為植物性，因此不含膽固醇。
- 少吃燉煮的肉，試著用豆類或黃豆製品來取代。
- 如果一定要吃肉，切記要去除所有眼見肉上的脂肪。並剔除所有家禽類的皮，以避免攝取過多脂肪。
- 多吃當季的食物，並儘可能攝取新鮮的食材。
- 攝取顏色和味道不同的食物。

可以刺激消化液，有助消化。

- 避免在同一餐內，重複同一種食物。例如蛋和乳蛋糕，或麵湯和通心麵等。

如何烹調蔬菜

- 儘量吃生的蔬菜。這種吃法，不但食物營養價值，還能充分利用礦物鹽、維生素和酵素。當然這需要有健康的牙齒和仔細的咀嚼，必會覺得味道新鮮怡人。你有沒有試過生的嫩朝鮮薊。先切成碎片，淋著油和檸檬汁來吃？或試試沙拉中的生洋菇，還是調過味的紅蘿蔔絲？
- 避免油炸食物：過熱的油，或重複使用的油，通常會轉變成各種刺激性的化學物質，尤其是丙烯醛，會造成使消化不良。如果你必須煎炸食物，就使用橄欖油，因為它在高溫時比較穩定，較其他種子油更不易氧化和分解。
- 用爐子（木材、電或瓦斯）烤的蔬菜既可口又容易消化。試試看烤紅椒、茄子、韭菜、洋蔥和馬鈴薯。配上幾滴油和一些切好的大蒜。
- 雖然不如傳統的爐子所煮的那麼美味可口。用蒸或用微波烹調，

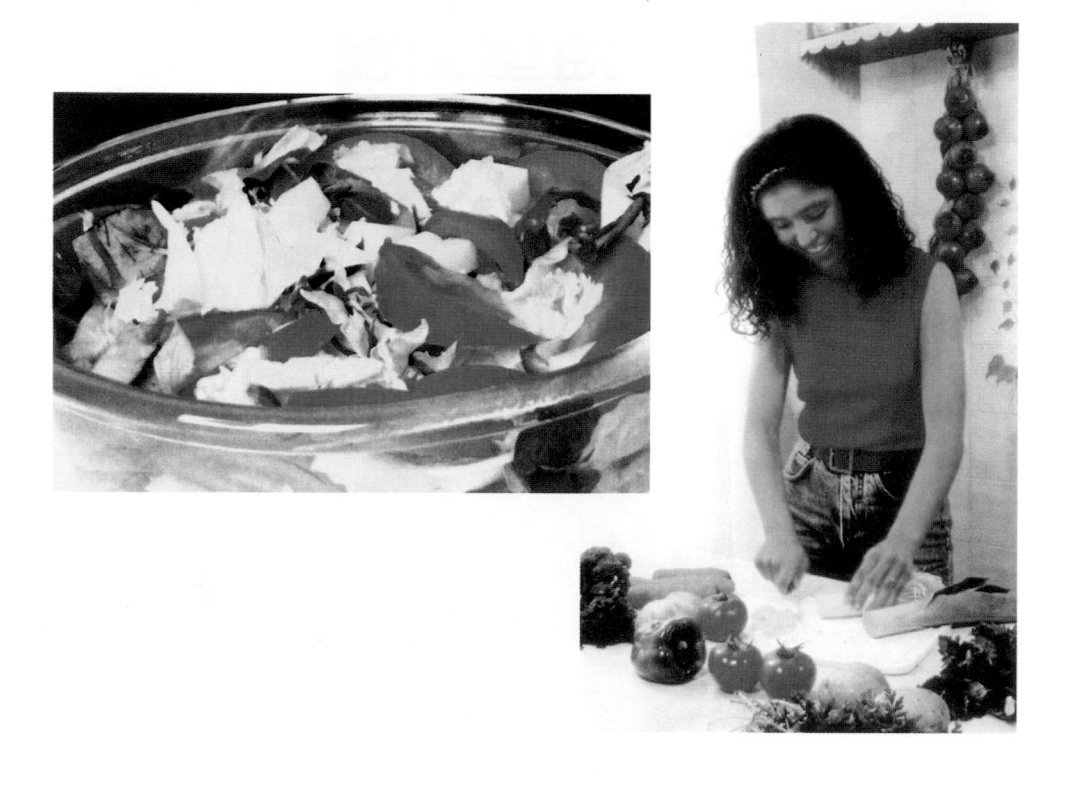

也是調理蔬菜的好法子。微波爐會被指為會使食物產生化學變化。雖然未曾證實，還是謹慎使用為妙。

- 煮菜時，儘可能少用水，因為水會稀釋維生素和礦物鹽。無論如何，儘量利用蔬菜湯做湯底，或在冬天時做為熱飲。

避免烹煮時破壞維生素

- 放入蔬菜前，先讓水達到沸點。這樣可以把水中的氧釋放，就不會氧化食物中的維生素。所謂氧化，表示維生素的流失。

- 不要削掉蔬菜的皮（例如馬鈴薯、蕪菁或紅蘿蔔），因為蔬菜皮可以防止食物的維生素溶於水中。

- 把蔬菜切成小塊，可使烹調更為簡化。大塊的蔬菜需要較長時間的烹飪，會因熱度破壞較大量的維生素。

- 將煮好的蔬菜儘快吃完。剩下的菜，要用密閉的容器裝好，或用一張塑膠紙或鋁箔紙包著，存放在冰箱裏。空氣中的氧，會藉著氧化作用破壞維生素。

地中海型飲食

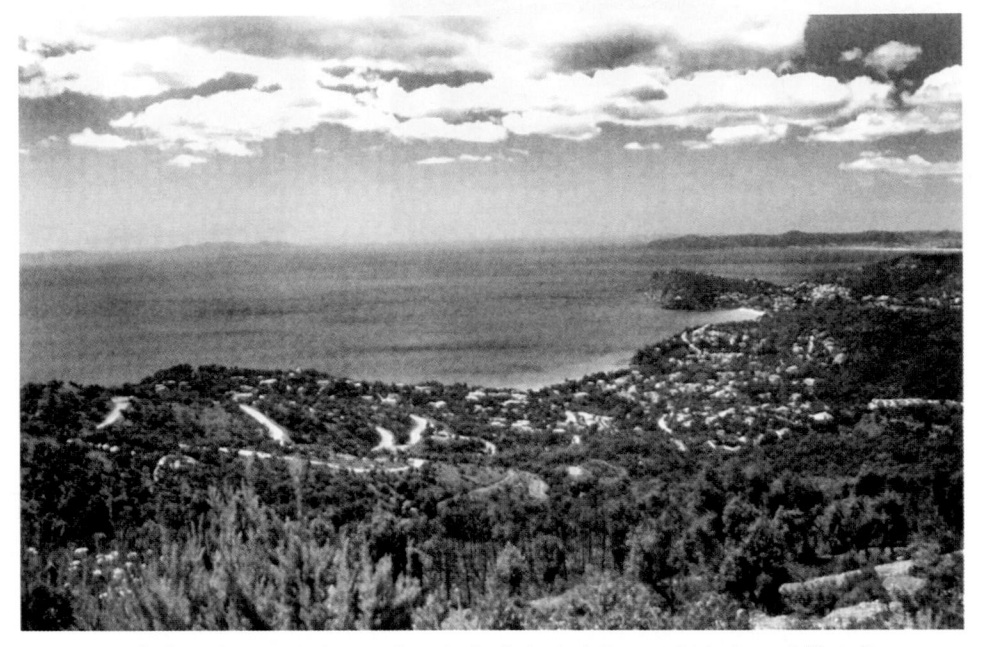

地中海沿岸地區的傳統飲食，包含豐富的蔬菜、豆類和魚。科學證實
這種飲食比中歐及北歐國家的飲食更有益健康。因中北歐國家的人大
量食用肉類和乳製品。

傳統上，地中海地區，尤其是沿海地區的人的飲食和中歐，北歐及美國人的飲食是不同的。這些飲食習慣是這個古老大陸南方的典型飲食習慣。這名為「地中海型飲食」的飲食類型，仍然風行世界。因為它可以預防心血管疾病並對抗某些癌症。

典型的地中海飲食仍舊為鄉村地區及南歐海岸居民採用。不幸地，有些良好的飲食習慣正在都會區及工業區日漸消失。然而隨著傳統地中海飲食的優點日漸顯明，人們對它的興緻也提高了，有很多人想回歸祖先所遺留下來的簡樸飲食。

地中海型飲食有以下的特點：

- 大量採用穀類、水果、豆類和蔬菜。新鮮的蔬菜沙拉是中餐的必備菜色。

- 用橄欖油調拌食物，而不用奶油、豬油或其他動物脂肪。

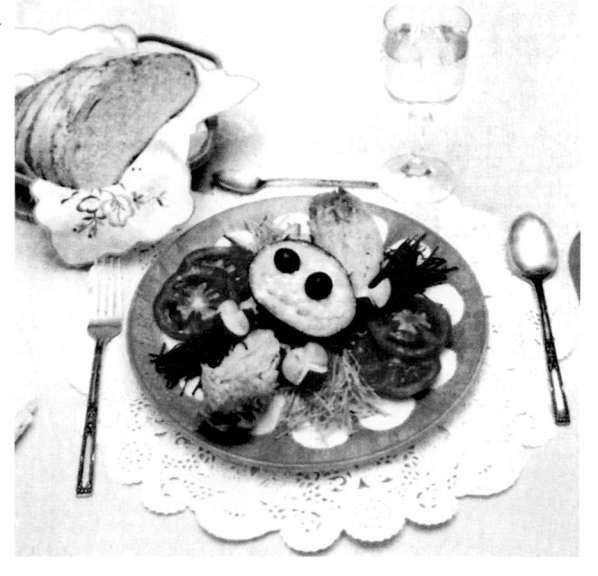

新鮮的生菜沙拉，拌上橄欖油是地中海飲食的基本菜色。

■ 節制食用動物產品。喜歡吃魚，較不喜歡吃肉。限制牛奶及乳製品的食用。

在地中海地區，每個人所消耗的蔬菜水果量是中歐及北歐國家的兩倍；相對的，肉類及牛奶的食用量就少很多。幾年前，人們以為安格魯撒克遜人的飲食是理想的膳食。因它含有豐富的蛋白質和動物性食品，有利於兒童的快速成長，使年輕人長得俊美。高眺金髮碧眼的條件讓歐洲南方的人十分欽羨。

然而，當大家知道中歐及北歐居民的典型飲食，乃是這些國家高比例心血管疾病及退化性疾病的禍首時，研究人員就把焦點放在地中海地區傳統採取的簡樸膳食上。

地中海飲食比典型的西方飲食含有較少的脂肪，較少的蛋白質，以及較多的碳水化合物。現在 WHO 正在大力推廣這種飲食。而且植物油和魚油中含的不飽和性脂肪酸，比起在肉類和乳製品中所含的飽和性脂肪酸更優質。

地中海飲食比起工業化國家的典型肉類飲食更健康。然而採取這種飲食的成果已經被純素飲食所超越，正如此書其他地方所敘述的。飲食中穀類、水果和植物性食物（包括豆類和蔬菜）佔的比例愈大，就愈有益健康。

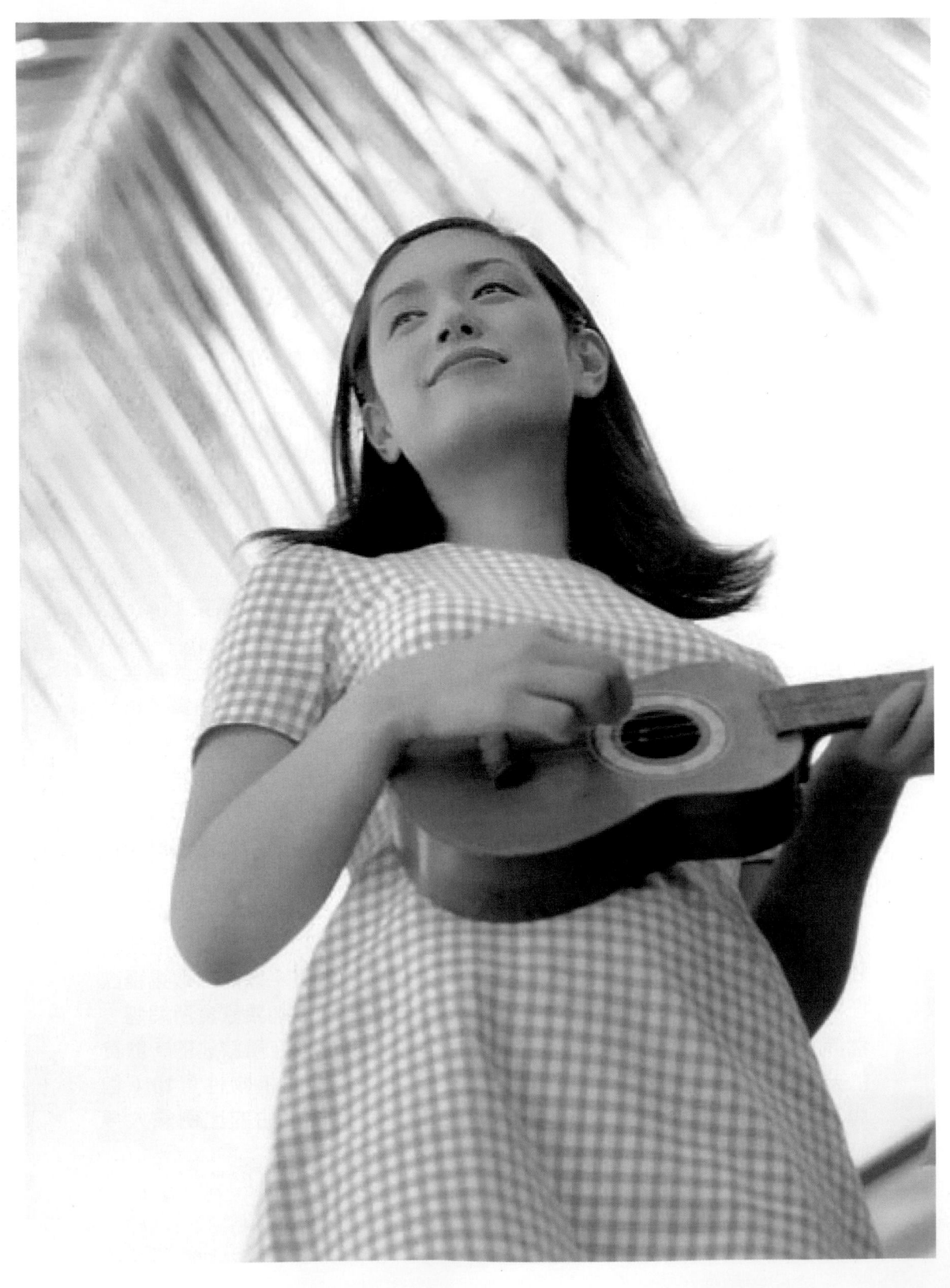

有失必有得

不　但經驗告訴我們，統計數據也向我們證實，我們很少看到肥胖的素食者。事實上肥胖、或肥胖的傾向正是改變飲食習慣的好動機，將飲食改以植物為主。

過重造成很多健康問題。心臟、骨骼和關節的功能都會負擔過重。減少體重就是增進健康。有人曾說過增加一公斤表示減少一年的壽命。

肥胖意謂，我們所攝取的能量與身體所需的能量兩者之間的失調。而剩餘的能量則以脂肪的形式貯存在皮膚下。

由此可見，只有兩種方法可以避免超重。也就是攝取較少的卡路里，並多消耗卡路里。然而事情並不是這麼簡單，還有其他的因素也會造成超重。

肥胖的原因——未列出所有的原因

「我不懂為甚麼我吃得這麼少，卻一直胖起來！」

聽過這樣的說詞嗎？肥胖者常被人責怪吃太多了。但實際上這不是肥胖唯一的原因，也不是最重要的原因。有些吃得很多的瘦子。他們之間有人想增加體重，但是卻失敗了。

因此，除了吃太多之外，必然有造成肥胖的其他原因。研究人類營養的研究員都知道一個正統的實驗：吃相同的東西，每天做相同的運動課程，結果有人體重增加，有人體重維持不變，也有人變瘦了。不

控制食慾時，我們應該顧及適當與否。如果體重過重了，無法負擔；但若體重太輕了，身體就無法負擔我們所需了。

日內瓦主教
西元 1567～1622

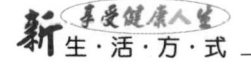

不同體能活動
每小時所消耗的卡路里

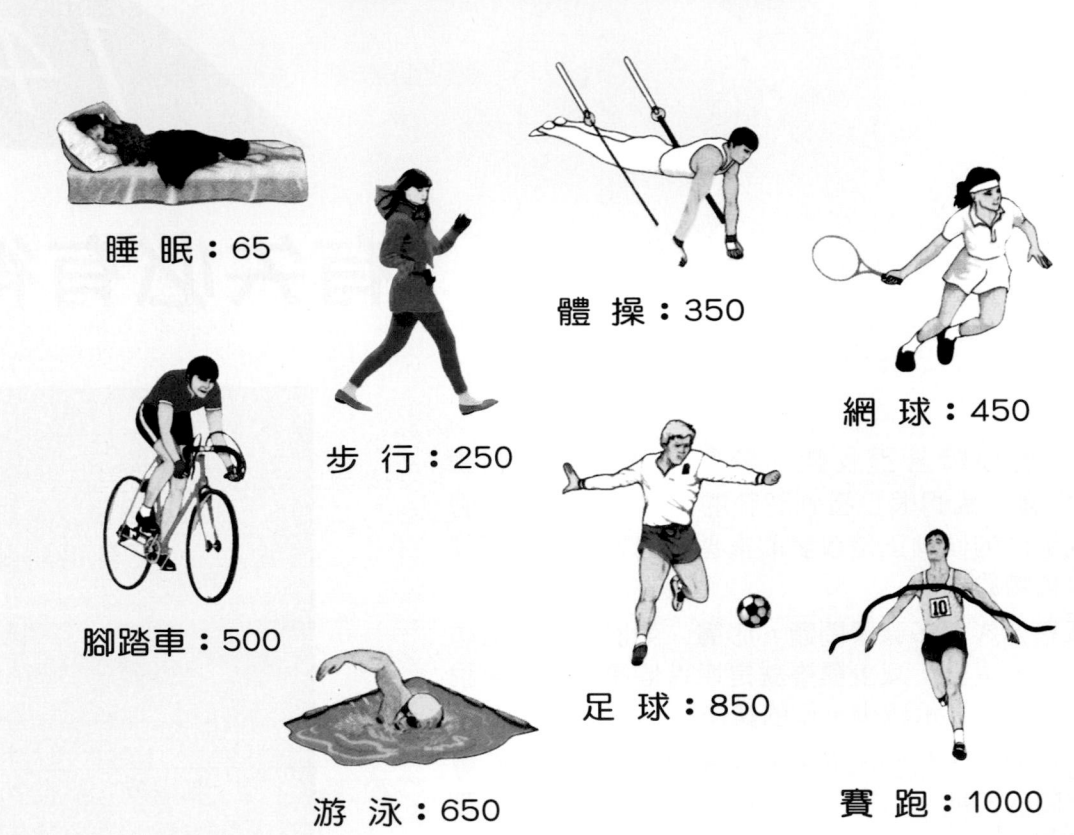

睡 眠：65

體 操：350

網 球：450

步 行：250

腳踏車：500

足 球：850

賽 跑：1000

游 泳：650

根據活動所需的每日卡路里		
活動類型	**職　業**	**每日消耗的卡路里**
慣坐的或輕作者	辦公室人員、教師	1,800
輕工作者	學生、推銷員、室內作業員（有電器操作）	2,300
中度工作者	技工、木工、室內帶動（沒有電器操作）	2,800
重度工作者	建築工人、礦工、運動員	3,500以上

較易使人肥胖的食物

- 脂肪，尤其是動物脂肪。
- 精製的碳水化合物，例如白麵粉和糖，或含有這些成分的食品，例如糕餅、捲餅、糖漿。
- 酒精飲料，特別是啤酒。酒精含有豐富的卡路里，並會轉化成脂肪。
- 飲食中過多的鹽，鹽會維持水份，因此會增加體重。

是所有的人會在相同的條件增加體重。卽使已經有很多類似的研究，個別差異的原因至今仍未釐清。但是研究人員得到了以下結論：

- **遺傳上的因素**。有些人承繼了祖先的體質，吸收能力較佳。父母肥胖的孩子，有80% 肥胖的機會，因為他們所吃的食物可能和父母所吃的一樣。

- 有一些**賀爾蒙平衡**的**個人因素**。像甲狀腺素這種賀爾蒙，是由甲狀腺所製造，它能促進身體養分的消耗。相反地，胰島素會增進脂質生成（製造脂肪）。已經證實肥胖者對胰島素較缺乏感應，因此，他們需要較多的胰島素來代謝醣類。因而，造成脂肪的增加。

- 似乎肥胖的人有**較敏感的食慾中心**。這個食慾中心是位於視丘下部的神經核，決定胃口大小。因此肥胖者較常飢餓，並且需要較多食物來滿足飽足感。

- 肥胖者產生**熱原的能量較小**，也就是他們所產生的熱能比瘦子少。因此未能轉化成能量的卡路里，便以脂肪的形式累積在體內。相反地，瘦子為了維持體溫消耗了較多的能量，因此貯存較少的脂肪。

減重飲食

不管肥胖是單純因為吃的過量所造成，或是個人體質導致，食物總是扮演十分重要的角色 。我們必需限制食物的總量，排除脂肪和卡路里較多的食物。事實上，需要對飲食習慣再教育。

減重飲食必須有效率，又在人體承受的範圍內，應該達成四個基本目標：

1. **減少卡路里的攝取總量**，也就是要減少食物總量。我們必須記得，卽使不運動，身體仍然需要最低限度的能量，以執行基本生理功能。若用汽車做比喻，則最低量相當於停駛的車輛，馬達所消耗的燃料。

人體每小時需要七十大卡左右的熱量維持基本生命。也就是所謂的基本新陳代謝。睡眠時需要消耗六十五卡路里。如果一天廿四小時都躺在床上，甚麼事都不做，仍需要 65 × 24 = 1560 卡路里來維持生命。

以辦公室這種靜態工作為例，因為只有必要的時候才需要步行，所以每天需要的卡路里數不超過 2000 大卡。所攝取的卡路里若超過這個數量，就會轉化成脂肪貯存起來。例如某人每天需要 2000 卡路里，卻攝取了 2900 卡路里，就會累積多餘的 900 卡路里，也等於 100 公克的脂肪。相反地，如果某人所攝取的卡路里低於基礎新陳代謝所需要的數目，身體就不得不消耗所儲存的熱量。

一個人每天所需的卡路里總量，不能低於 1560 。其多寡受某些因素左右：體重（愈重的人需要的卡路里愈多），性別（女人所需要的能量，比男人少 10％），尤其是取決於所從事的勞動。需有營養學家的學識以正確估計所需的熱量。

2. **維持各種不同卡路里養分的適當比例**。把脂肪減到最低量。（見 34 頁）人體不能只攝取吃碳水化合物，或脂肪和蛋白質。理論上這樣做是可能的，因為這些

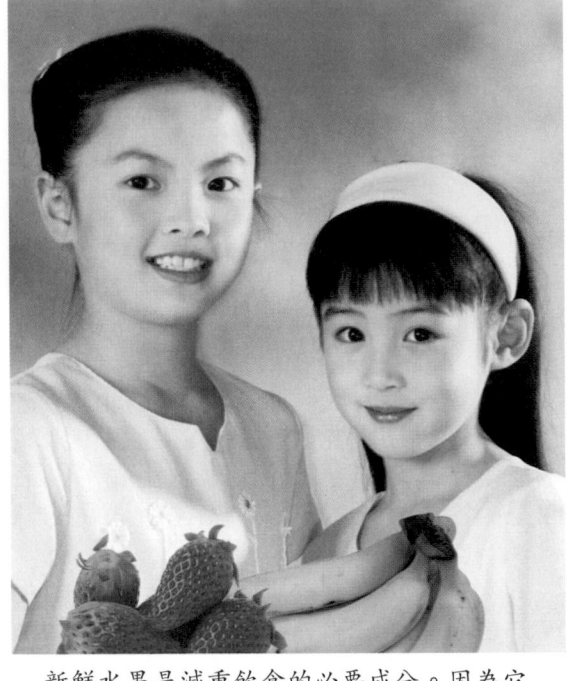

新鮮水果是減重飲食的必要成分。因為它們含有維生素、礦物質,並且能預防便祕。

養分都能供應人體所需的卡路里。但如果這麼做,就會導致新陳代謝上的不均衡。我們必須吃各樣不同的食物,不同養分的卡路里必須維持一定的比例:碳水化合物,55%~75%;脂肪,15%到30%;蛋白質,10%~15%(見24頁)。

這意味著像亞特金氏的減重課程是不值得推薦的。因為其減重菜單完全排除碳水化合物,並無限制地攝取脂肪和蛋白質。這種飲食,可讓人減掉好幾公斤,尤其在最初幾天;但這是由於尿液排出大量的水和卡路里。這些卡路里是以蛋白質和酮體(丙酮)的形式排除,從尿液大量排出。況且脂肪和蛋白質豐富的食物會造成便祕,使膽固醇增加,並使血液變酸,破壞器官的新陳代謝,很多人自此無法復原。

還有其他不均衡的飲食,聲稱可以減重,卻同樣對健康有害。它們同樣改變了總卡路里中碳水化合物、脂肪和蛋白質之

間的理想比例。例如分離式的飲食中,碳水化合物和蛋白質不能同時吃;延年益壽飲食法,則只吃穀類食物。

3. 將由脂肪而來的卡路里比例減少成(15%),並且除掉動物性脂肪。這些動物性飽和脂肪,在室溫下變成固體(例如煙燻豬肉),容易儲存在食用者身上,儲存的位置正是其原本在動物身上的位置:正在皮膚下,位於所謂的皮下細胞組織裏。

相反地,植物性脂肪或油在室溫下為液體。的器官要新陳代謝時,會比新陳代謝動物性脂肪更為便利。這表示植物油比取容易轉化為熱量,不會變成一種貯存養分(見33頁)。

黃豆做的素食比起肉食有更多的優點。不只在減重膳養方面而已,而是能助益所有人。黃豆含有完整的蛋白質,應有所有的必需胺基酸,更沒有膽固醇。因為黃豆合較少脂肪,所以卡路里在比例上低於肉類及肉類製品。(見115頁的表格)我們正在製造一種美味的健康食品,能供應減重課程比例良好的營養。

我們建議用植物食物代替肉類時,要採漸進方式,使器官和上顎能適應一種新的食物。

4. 增加早餐的份量,並減少或除去晚餐量。早餐吸收的卡路里很容易在這一天中消耗掉。卻不會消耗掉晚上吃的食物(如果吃完晚餐立刻休息)。你可以在100頁找到以良好的早餐開始這一天的好方法。

安全地減重

從健康的觀點來看吃素,很容易達到有效又安全的五個飲食要件:

1. 相較於動物製品,素食品較不濃縮。因此在相等的重量下,所含的卡路里較少。除非把肚子撐得過飽,吃素的人是不易吃下過多的卡路里。

2. 多樣性的素食,會提供適合比例的所有必要養分(見24頁的表格)。肉類食物有過多的蛋白質和脂肪,因而減少

黃豆做的素食與肉類食品的對照表

碳水化合物

黃豆做的素食	基本上它們屬於蛋白質食物，但含有一些碳水化合物。使其更加接近理想的營養比例，也就是卡路里養分中碳水化合物、脂肪和蛋白質之間應有的比例。正如下頁表格中所顯示的。碳水化合物是所有飲食中所必須的，包括減重飲食在內。如果沒有碳水化合物，身體就會燃燒脂肪和蛋白質，因而導致酮體和其他殘餘酸，並改變新陳代謝。
肉類製品	不含碳水化合物，或只含極少量（如肝等內臟）。這使肉食者在養分比例上失調。

脂　肪

黃豆做的素食	其脂肪含量比肉少得多。而且油脂營養品質較高，較不會使人變胖。
肉類製品	含有大量的飽和性脂肪酸，對健康有害（見 33 頁），而且會使體重增加。

蛋白質

黃豆做的素食	蛋白質的比例與肉類相似，甚或優於肉類。而且豆類的蛋白質為完整蛋白質。
肉類製品	是完整蛋白質的良好來源。

膽固醇

黃豆做的素食	素食不含膽固醇
肉類製品	含有大量的膽固醇。建議每天不可攝取超過 300 毫克的膽固醇。肉食不但很容易達到這個量，甚至極可能超過此量。

卡路里

黃豆做的素食	在等量的蛋白質之下，素食供應較少的卡路里。因而特別適用於減重膳食。
肉類製品	脂肪比例較高，卡路里含量相對地也較高。

食　物	碳水化合物	脂　肪	蛋白質	膽固醇	卡路里
素排	4.84	0.14	20.42	0	102
牛排	0	10.5	19.2	85	177
素漢堡	7.1	4.6	25	0	165
漢堡（肉）	0	14.0	22.5	70	216
素肉	3.8	6.1	12.4	0	120
瘦豬排骨肉	0	18.1	26.1	96	271
纖維蛋白	29.9	0.5	50.6	0	323
火腿三明治	0.3	39.6	16.2	85	435
素香腸	4	16	11	0	204
法蘭克福香腸	2	20	14	100	248

這些數據為每100公克食物所含的公克數。膽固醇則指每100克食物，所含的毫克數

了碳水化合物的比例。這會造成鈣經由尿液的大量流失（見59頁）且過於豐富的蛋白質飲食會損壞腎。

3. **複合碳水化合物**在全穀類中可以找到。如果適量攝取，又以適當比例食用，絕不會像很多數人所想的那樣造成肥胖，反而是減重課程中所不可少的。像糖這種單一的碳水化合物對人體並不好，尤其當和脂肪結合在一起時更有害健康，例如糕餅和糖果之類的食品。

4. **植物性脂肪比動物食品較少。** 因此素食飲食為減重的一個要件。

5. **植物性脂肪屬於不飽和性脂肪，對健康有益。** 這也是和動物脂肪不同之處。我們不應該完全將油脂自膳食中除去，因為它們含有重要的脂肪酸，只能在植物油中找到，並在體內執行一些無法以他物取代的功能（見37頁）。

避免便祕

大部分便祕的起因是功能性障礙，不是腸肌衰弱，就是飲食不恰當所引起的。然而不要輕忽突發性的便祕，它可能是嚴重的腸胃疾病，例如結腸癌的先兆。

慢性的便祕應該要藉由飲食保健而矯正。需要再調整腸子狀態，再鍛練腸肌，以促進糞便的移動。以下提出一些克服便祕的建議。

- 起床後喝**一兩杯水**。之後一天當中要繼續喝水，至少要喝 4～6 杯水。

- 早餐要吃**全穀粒**、**全麥製品**、新鮮水果、新鮮果醬、以及幾個梅乾。梅乾可在晚上先浸泡，吃時連浸泡的水一起喝下去。

- 白天多吃**新鮮水果**，尤其是葡萄、蘋果、櫻桃、草莓和桃子。

- 如果是痼疾，可在早晨吃一匙或兩匙的**穀皮**。穀皮是穀類中的一種蔬菜纖維（32 頁）。不要吃超過兩匙，也不要長時間食用。因為穀皮會使腸子吸收鐵質及其他礦物質的能力變差。如果我們吃全穀粒或全麥，就能吃到均衡比例的穀皮了。

- **避免吃精緻食物**，例如非全麥的餅乾、白麵包、糕餅、蛋和酒、茶之類的飲料。

- **規律地運動**。每天快走半小時效果最好。

- 讓你的身體習慣於每天**固定時間**排便。

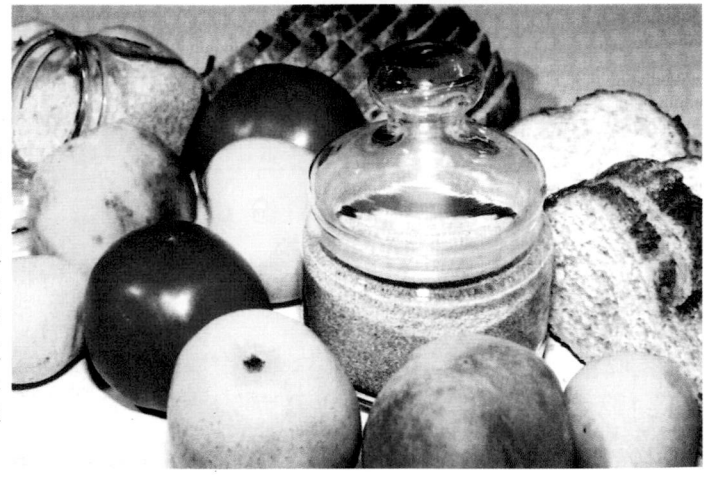

典型的減重計劃若包括大量的肉、魚和牛奶製品，會因為魚肉不含纖維素，沒有蔬菜纖維（見32頁）來幫助腸子運作，而帶來便祕的後遺症。水果和整粒穀類是纖維的最佳來源。

減重菜單的範例

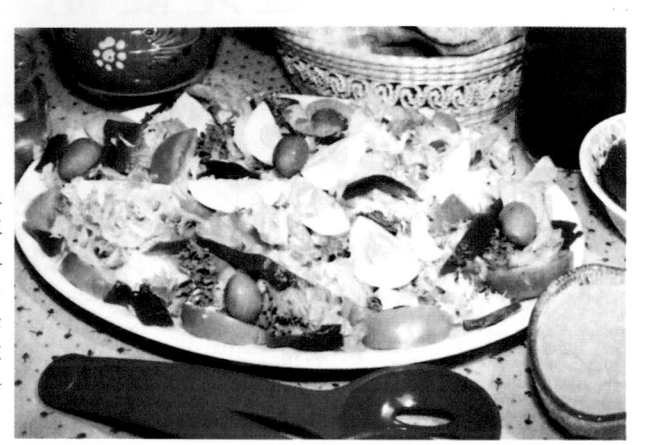

因為減重計劃是有益健康的,因此應該維持不同能量養分(碳水化合物、脂肪和蛋白質)的理想比例。表示食物應該要多樣,不要侷限於某些特定食物。

每天 1000 卡路里的膳食

早　餐

豆漿或脫脂牛奶....................1杯
小麥胚芽或花粉..................1大匙
整粒穀類............................2大匙
堅　果............................30公克
橘　子................................1粒
其他新鮮水果........................1個

午　餐

綜合水果沙拉
橄欖油或植物油..................1大匙
素肉及蔬菜..................200公克
麥芽糖................................2片
烘烤蘋果............................1份

晚　餐

新鮮水果
　　(無糖或蜂蜜)............1份
全麥餅乾....................100公克
酵　母................................1茶匙

每天 1500 卡路里的膳食

早　餐

水果汁................................1杯
穀類加水果乾....................3大匙
豆腐、白乾酪或優格
　　小麥胚芽或花粉..........1大匙
全麥麵包塗上
　　低卡路里果醬..............1片

午　餐

綜合水果沙拉
橄欖油或植物油..................1大匙
一碗蔬菜湯或一份莢豆
　　素香腸或一個煮蛋........2個
麥芽糖................................2片
當季水果............................1份

晚　餐

蔬菜湯加上洋蔥和芹菜..........1碟
堅果或水果乾..............30公克
當季水果............................2份

15

改變膳食

看完所寫的文章後，很多讀者會問：我必須怎麼做才能吃得更好？我可能吃了過多的肉製品，又如何取代肉製品？

首先，我應該說，不能把所有疾病都歸罪於肉食。但正如證據所顯示的，肉食是一個很大的危險因素（尤其對心臟血管疾病和癌症而言）。但並非素食就是免於所有過犯的萬靈丹。它只能在個人的合理極限內幫助我們更加健康而已。而且素食或許可以增強自己的敏銳度，以及對動物和大自然的敏銳度。

如果為了健康、倫理和生態學（第11章曾提及）的理由，你決定改變飲食習慣，開始採取以蔬菜、水果和穀類為主的膳食的話，請考慮以下的建議：

- **要深信素食，**若配上脫脂乳製品，偶爾加上蛋，就能提供我們所必須的適當養分。忘掉先前的舊觀念，認為肉類是不可或缺的，或素食的人會貧血及營養不良的信念和偏見。為了使自己確信，你必須多閱讀，使自己博學多聞。

- **參加不同組織所提供的素食烹飪學校。**這樣做，你會發現美味又有益健康的素食，也就不會對肉類食物念念不忘了。

- **逐步地引進改變。**要給身體一些時間，以習慣並適應新的食物，你的上顎也是如此。

如果只有一年光陰，
　那麼就種稻；
若有十年，就種樹；
　若有一生時光，
　就作育英才吧！

中國諺語

容易些。

- **開始時先捨棄較不易消化的肉，**也就是含有較多脂肪，使器官負荷較大的肉類。這些肉類包括：

✓ **豬肉，**毫無疑問豬肉是最難消化的肉。古文化如猶太教和回教，很早就了解這個事實。今天，我們知道豬肉及其製品（香腸）含有豐富的飽和性動物脂肪、及膽固醇。而且因為飼養的衛生狀況欠佳，豬隻常感染不同的疾病，從病毒感染的豬隻疾病（類似流行性感冒）到各種寄生蟲：旋毛蟲、囊蟲病、條蟲。豬肉應該是第一項從餐桌捨棄的肉品。

✓ **野味，**尤其是兔肉，即使可能是農產養殖的也要停用。它含有極高量的尿酸，而且很難消化。

✓ 一般而言，**貝類甲殼類**含有很多膽固醇，不但產生尿酸，而且不易消化。尤其通常因為受污染而含有細胞毒素。

以植物食品取代
肉食時遵守的次序

❶ 將豬肉、兔肉或貝類甲殼類改成紅肉（羊肉或牛肉）或白肉（雞、鴨等）

↓

❷ 把紅肉白肉改成魚

↓

❸ 把魚改成牛奶蛋、和黃豆製品

↓

❹ 吃水果、穀類和植物食物（包括、蔬菜、塊莖和豆類）並享受更好的健康。

如果你突然在飲食中去除肉類，即使你吃了必須蛋白質及其他養分，仍會有一種虛弱的感覺。這是因為肉類含有嘌呤鹽基，以及和咖啡因類似的化學成分和效果，能夠產生人造的刺激。有人把肉類比擬藥物，因為它會成為習慣，使人有依賴性。當你停止攝取時，就會產生戒斷症候群。所以用別的食物取代肉時，必須循序漸進，使我們的身體能夠適應。

- **不要吃太多。**肉類食物使你有飽足感，因為事實上肉類消化得比較慢。

當你開始吃穀類、水果和蔬菜時，你會覺得沒有吃飽，然而事實並非如此。這種情形持續很短時間，很快地你的消化系統就學會如何滿足於較健康的食物。

- **學會用調味品。**使用有益健康的蔬菜調味品，例如薄荷、鼠尾草或茴香。動物性飽和脂肪（最不益健康）能促進食物的味道，並刺激味蕾。起初，當你不用這些東西時，你會覺得食物沒有味道，但是植物性調味品會使你做改變時

享受你的改變

當你朝向素食邁進時，你的身體正經歷一系列的生理適應過程。感受，因個人的體質而異。以下是最常見的反應：

- 「我覺得食物消化得更好了。」
- 「我覺得更靈敏更有活力了。」
- 「我第一次不必遵守嚴格的膳食就瘦了。」
- 「我覺得心口灼熱的情形較少了。」
- 「我每天都排糞，不必吃緩瀉劑。」
- 「我過去所有的緊張和不適已經消逝了。」

除了飲食習慣，如果也把本書第一章（9～15頁）所提的其他重要因素列入

全 家 參 與

改吃素食要循序漸進，並且要全家人一起參與。

當身體適應了素食及新的食物，又找到了各種烹飪的方法時，豆製品就不那麼必要了。雖然豆類一直是有益健康又有營養的補充品。我們的理想是以最自然的方法來吃植物性食物。

「資料一直顯示，素食比繁榮社會的現代飲食更不會帶來慢性疾病。」

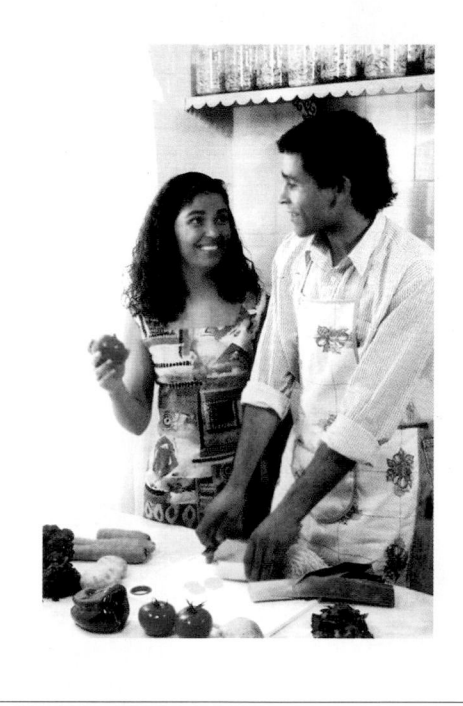

考慮的話，這些健康狀況就會更加明顯和確定。

- 呼吸純淨空氣。
- 身體內外運用充足的水。
- 適量晒陽光。
- 規律地運動。
- 每天、每週、每年固定地休息。
- 戒除有毒物（菸、酒、藥物）。
- 良好的心理態度。

獲得極大益處

每個人都帶著「健康的資本」來到這個世界。有些人較多，有些人較少。但每一個人都應該明智地管理自然所賦予他的資源。

我們提出包括有益健康膳食在內的八點，做為一生極好的計劃，使我們獲得個人「健康資產」的最大好處。這並非誇大其辭的說法，大部分疾病都和我們的生活形態有直接關聯。　要記得藥物和醫生無法替你做所有事，只有你能為自己的健康努力。

親愛的讀者：有很好的理由去遵行素食及其他新的生活形態。這種改變的正面效果是舉世皆知的。將它們付諸實行的方法，你已經知道了。

改變自己去過健康的生活形態是可能的。你甚至現在就可以享受這個改變；這完全取決於你。

測　驗

驗證你營養方面的知識

1. 蔬菜纖維是：
   a.蛋白質的重要來源
   b.腸子無法吸收的廢物
   c.一種對抗結腸癌的保護因子

2. 下面三種食物中，每一百公克中那一種含有較多的蛋白質？
   a.牛肉
   b.乾黃豆
   c.蛋

3. 血中有過多的膽固醇可能是因為所吃的飲食：
   a.含有豐富的橄欖油
   b.有豐富奶油和香腸
   c.有豐富的蛋白質

4. 均衡而完整的飲食中，肉是不可或缺的：
   a.全然如此
   b.絕非如此
   c.只有兒童如此

5. 為了維生素C的基本需求，可以每天攝取：
   a.半公斤的肉
   b.一公升的牛奶
   c.一個橘子

6. 為了減重必須遵守的飲食方式，得吃很多蛋白質，和極少的碳水化合物
   a.正確
   b.錯誤
   c.在於每個人新陳代謝的情況

7. 在豆類、蔬菜和水果中的鐵質：
   a.比來自肉類的鐵質更容易吸收
   b.足夠每日所需
   c.使胃不適

8. 火腿
   a.是多種不飽和脂肪酸的良好來源
   b.是一種較易消化的肉
   c.含有致癌的亞硝酸鹽和硝酸鹽，是保存火腿的必用品。

9. 吃素的運動員
   a.需要補充動物蛋白質才能競賽
   b.比吃肉的人更能對抗疲勞
   c.在開始時能發揮更大的氣力

10. 骨質疏鬆症（骨頭脆弱）
    a.吃素的婦女較常發生
    b.大量食用蛋白質可能會惡化
    c.是缺碘的結果

測 驗 解 答

1:c.蔬菜纖維是纖維素所組成的，腸子不能吸收，因此，常被認為是無用的。但是並沒有任何無用的天然食物。每一種成分都有它獨有的功能。人類的腸子需要一些不能被同化的殘渣才能有效運轉，缺乏它們就會造成很多的問題，包括結腸、便祕、腸子憩室。（見32頁）

2:b.每一百公克的乾黃豆含有37公克高生理價值的蛋白質，而肉類依不同類的肉品，每100公克的肉供應15到21公克不等的蛋白質。100公克的蛋含有13公克的蛋白質，也就是每個蛋有6公克的蛋白質。（見40頁）

3:b.奶油和香腸都含有豐富的飽和性脂肪和膽固醇。橄欖油是植物性的，不含膽固醇。食物中蛋白質的量與血液中的膽固醇沒有關聯。

每100公克奶油有219毫克的膽固醇，而香腸有70毫克。根據建議，我們每天不應該攝取超過300毫克的膽固醇。（見34及36頁）

4:b.任何年齡層的成年人和兒童都不一定得吃肉才能維持均衡完整的飲食。肉類提供高生理價值的蛋白質。但是穀類、堅果、大豆和蔬菜適當地調配在一起，就能提供足量和相當比例的胺基酸。如果不確定如何調配蔬菜蛋白質、或針對兒童的需要，素食者只需要加添牛奶或蛋。這麼一來蔬菜蛋白質就更有營養，結果也更令人滿意了（見42頁）。

關於維生素 B 12 和鐵；請看51頁和62頁。

5:c.一般大小的橘子（200公克）有106毫克的維生素。根據WHO，每天只需要60毫克維生素C。每公升的牛奶只含有9.4毫克的維生素C（每100毫升含0.94毫克）

不敷每日所需。肉和蛋一樣，不含有維生素C（見53頁）。

6:b.這個錯誤概念使某些人藉由吃烤牛排和蔬菜來減重。為了使減重計劃有效又對健康無害，必須維持不同養分之間的正確比例（見115頁）。雖然必須是低卡路里的食物，卻每一種都需要較少量地食用。

7:b.豆類、蔬菜和水果含有豐富的鐵質，足以提供每一個人的每日所需。然而蔬菜的鐵質比肉類的鐵質更難吸收，這是因為蔬菜中含較大量鐵質，在維生素C作用下會妨礙鐵質的吸收（見62頁）。

8:c.火腿和香腸用亞硝酸鹽和硝酸鹽來處理，能避免腐敗，並給予較引人食慾的色澤。這些添加物含轉化成亞硝胺，會在腸子裏造成致癌效果。（見96頁）

火腿含有飽和性脂肪，而不是多種不飽和性脂肪。後者在植物油中可以發現。而且豬肉通常含有很多膠原，它和貝類甲殼類一樣消化緩慢，會造成腸子內部的腐敗，使消化系統負荷較重。

9:b.運動員若吃含豐富複合碳水化合物的整粒穀粒，比那些吃動物性蛋白質和脂肪的人更能抵抗疲勞（見84頁），雖然在特定時間，它提供的力量可能比較少。

資料顯示運動並不會增加對蛋白質的需要，除非想要異常地發展肌肉量。（見44頁）

10:b.肉食者大量攝取蛋白質，增加鈣從尿中排出的量，並造成骨質疏鬆症。（見59頁）統計上顯示吃素的婦女較少有骨質疏鬆的情況。

碘會影響甲狀腺和新陳代謝，但是它和骨質疏鬆症沒有關係。